Karin Greiner

Meine Wildpflanzen Apotheke

120 heilende Rezepte rund ums Jahr

Mit dem Buch durch das Wildpflanzen-Jahr

Kalendarisch wie meteorlogisch wird das Jahr in vier Jahreszeiten unterteilt, die zu fixen Terminen beginnen. Die Natur hält sich selten an diese Daten, sie folgt eigenen Rhythmen. Der Kalender der Natur hängt von Witterung, regionaler Lage und Höhenstufen ab. Frühjahr, Sommer und Herbst werden in jeweils drei weitere Abschnitte aufgeteilt. Der Winter als Zeit der Ruhe bleibt eine Jahreszeit. Typische Pflanzen signalisieren mit ihrem Entwicklungsstand den Beginn der natürlichen Jahreszeiten.

Wer diesem natürlichen Jahreszeitenablauf folgt, kann die Wildpflanzen für seine Hausapotheke zum optimalen Zeitpunkt sammeln. Das Buch ist nach dem Natur-Kalender gegliedert, oben links auf den Doppelseiten findet sich die Zuordnung der Pflanzen zur Jahresphase.

FRÜHLING

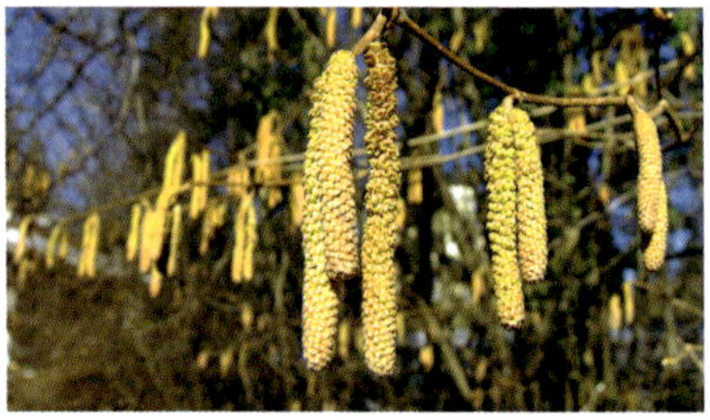

Vorfrühling

Blüte bei Haselnuss und Schneeglöckchen

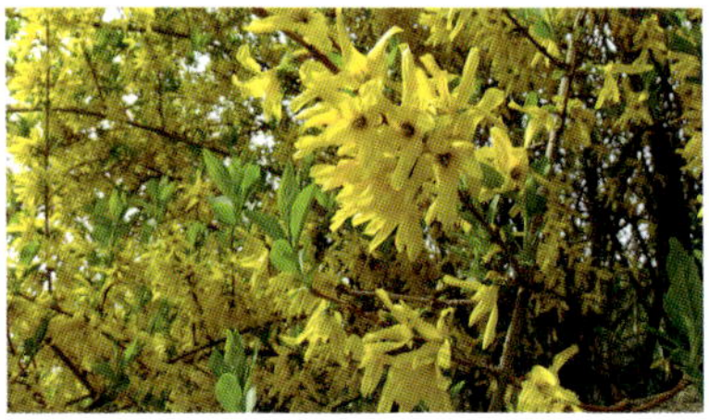

Erstfrühling

Blüte bei Buschwindröschen und Forsythien

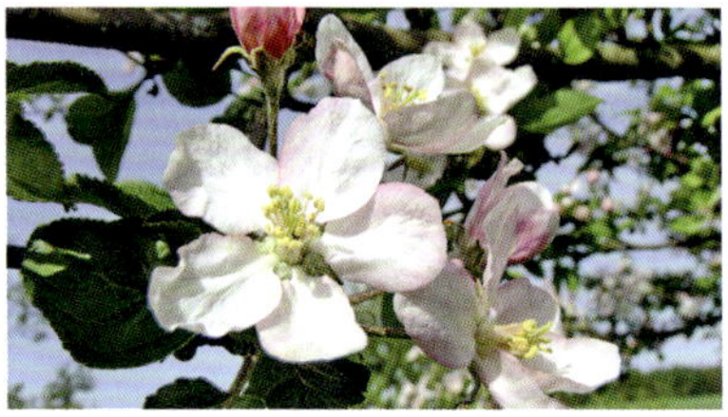

Vollfrühling

Blüte bei Apfelbäumen und Flieder

SOMMER

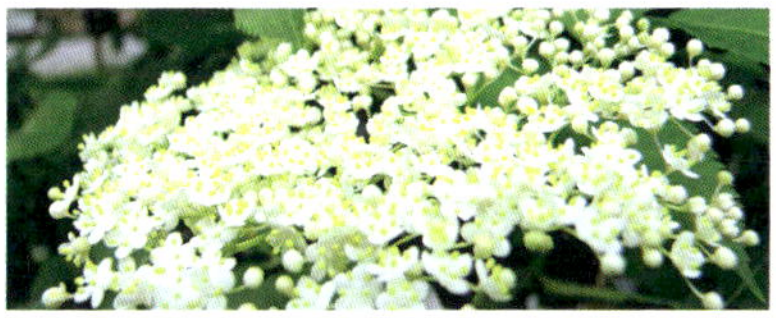

Frühsommer

Blüte bei schwarzem Holunder und Klatschmohn

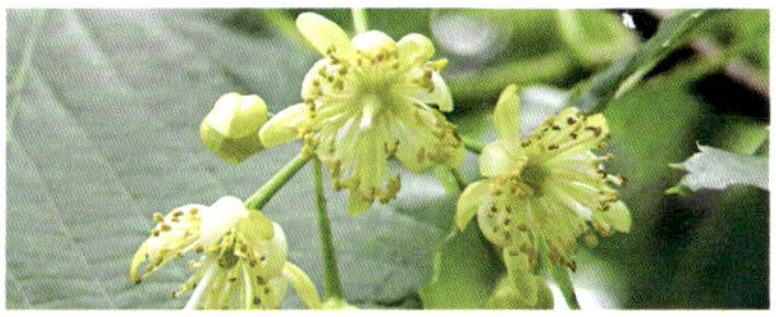

Hochsommer

Fruchtreife der Johannisbeeren, Blüte der Linden

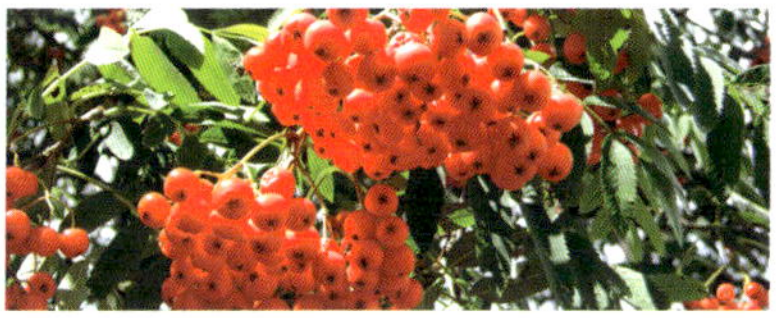

Spätsommer

Fruchtreife der Vogelbeeren, Blüte bei Heidekraut

HERBST

Frühherbst

Blüte der Herbstzeitlosen, Fruchtreife vom Schwarzen Holunder

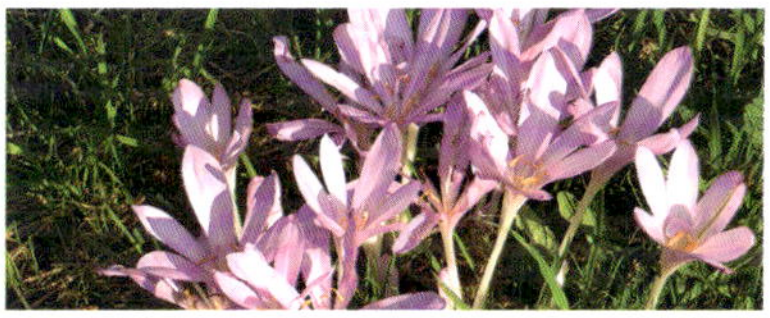

Vollherbst

Fruchtreife der Rosskastanien, Eichen und Buchen

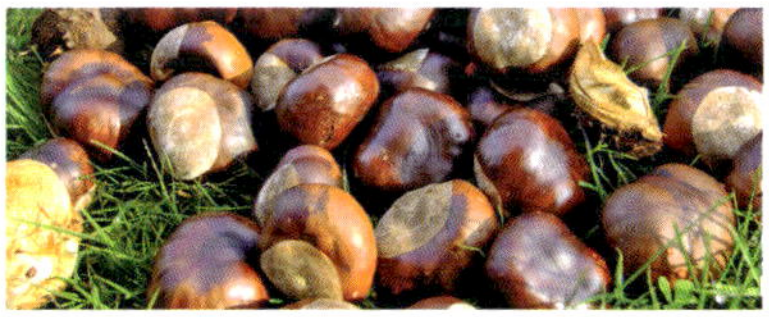

Spätherbst

Allgemeine Laubfärbung und Laubfall

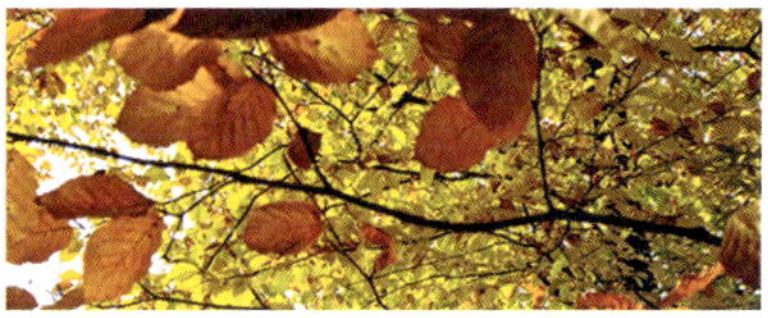

WINTER

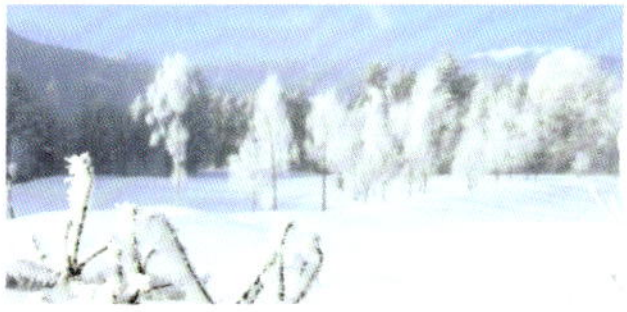

Ruhezeit und Laubfall bei späten Apfelsorten

Service

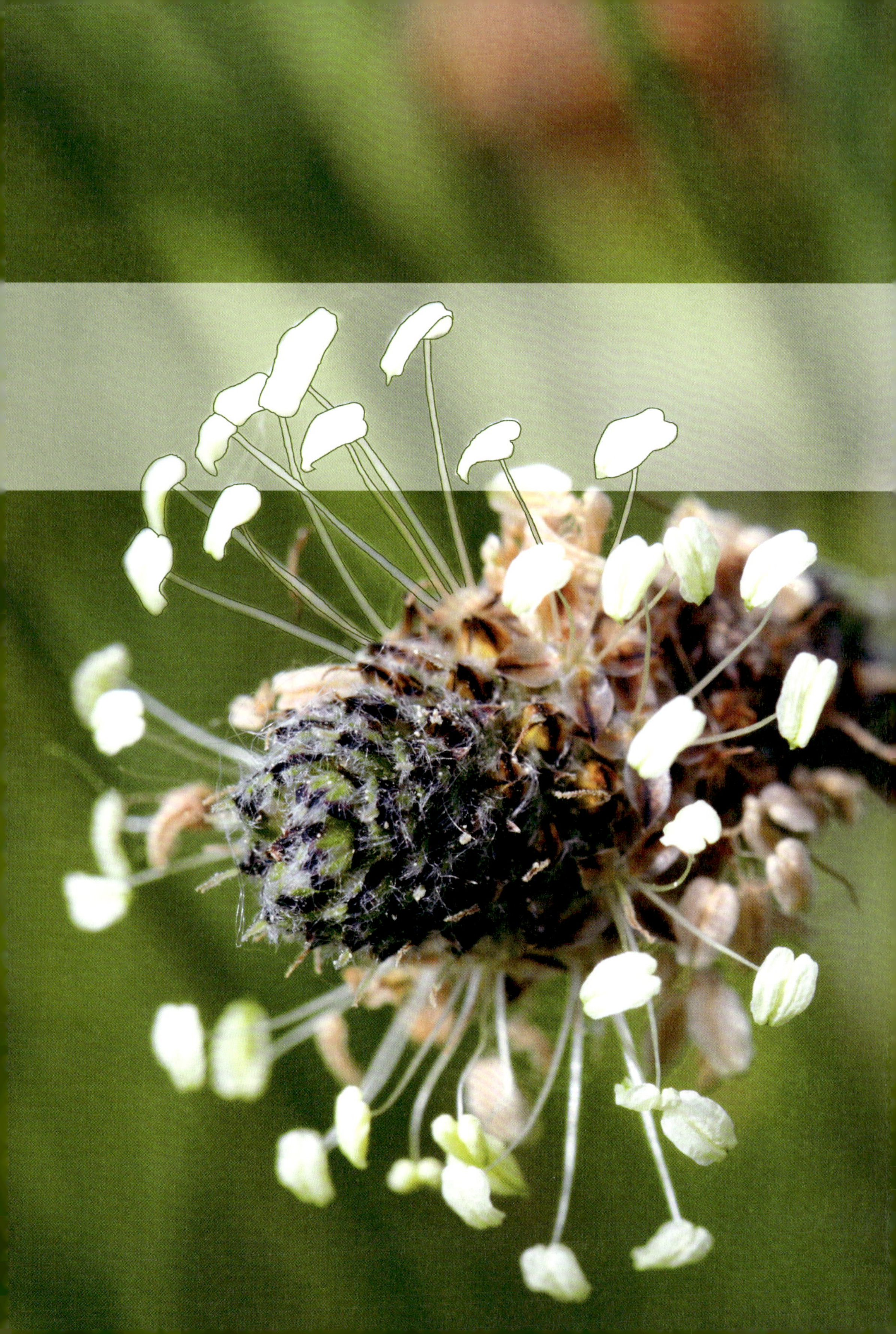

Natürlich gesund

Basiswissen Wildpflanzen

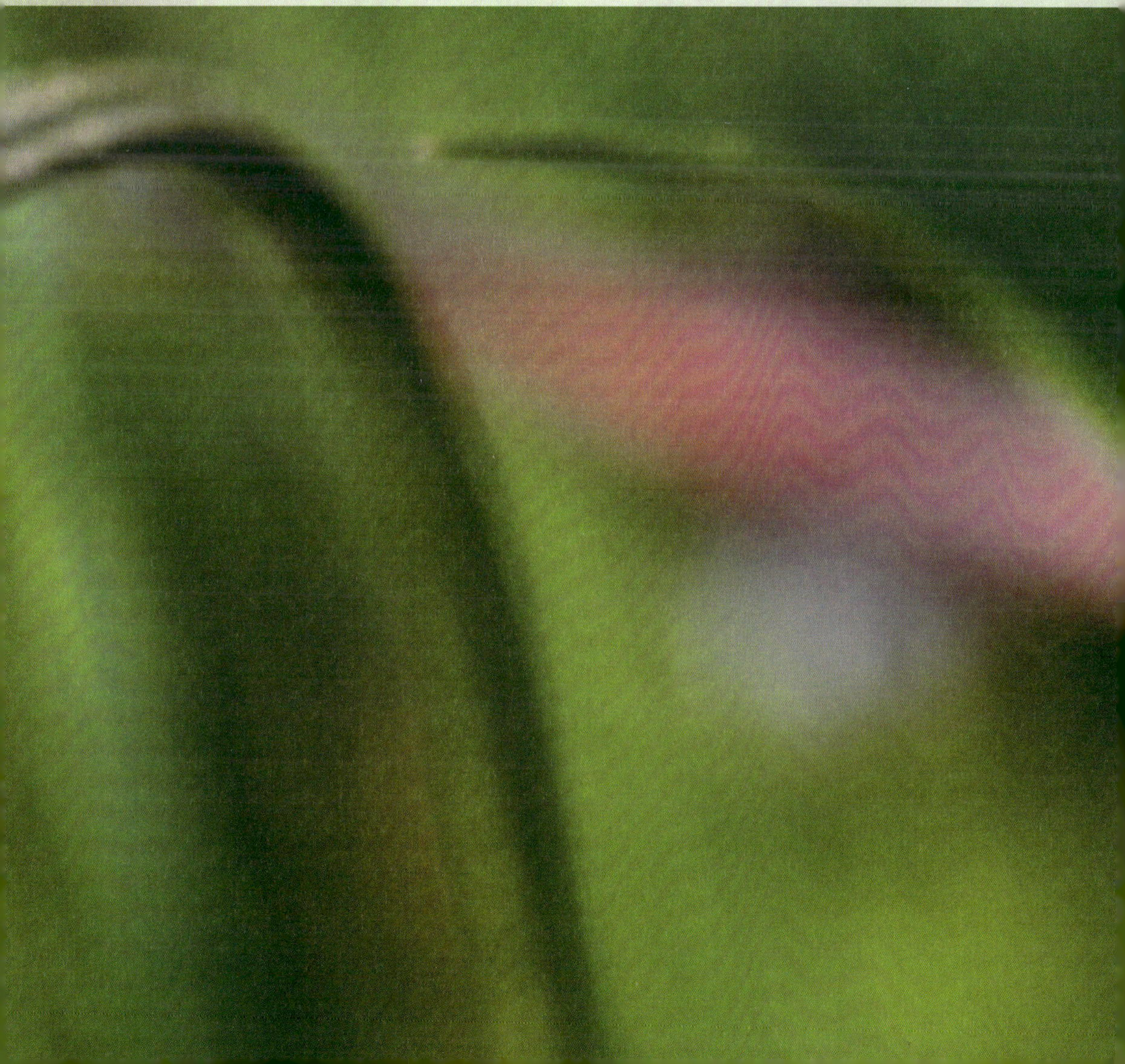

Was Wildpflanzen alles können ...

Erinnern Sie sich noch? Wenn einem als Kind mal der Magen zwickte, war die Großmutter schnell mit einer Tasse Tee zur Stelle. Der schmeckte zwar nicht unbedingt verlockend, aber die bittere Arznei war mit Liebe zubereitet und half schnell. Denken Sie daran zurück, wenn Sie heute mal das Bauchgrimmen plagt? Doch womit hatte Großmutter den nur Tee aufgebrüht?

Es wird wohl Schafgarbe gewesen sein. Direkt vor der Haustür zur rechten Zeit gepflückt, gekonnt aufbereitet und für den Fall der Fälle sorgsam verwahrt. Wissen Sie noch, wie Schafgarbe aussieht? Welche Teile man von ihr verwendet? Wie der Tee richtig zubereitet wird? Wie viel man davon einnehmen muss, damit er wirkt?

Natürlich gesund

Statt gleich zum Arzt oder Apotheker zu gehen, wünschen sich viele lieber den Griff in die eigene Hausapotheke. Schnelle und unkomplizierte Hilfe, etwas Pflanzliches soll es sein. Eine Medizin, von der man genau weiß, woher sie stammt und was drin ist.

Vielen Menschen erscheint die moderne Medizin und Pharmazie zu entfremdet, sie hegen Misstrauen gegen technisch aufwendige Behandlungsmethoden oder synthetisch gewonnene Arzneimittel. Wobei man nicht vergessen sollte, dass gerade durch sie zahlreiche Krankheiten heutzutage überhaupt erst behandel- oder heilbar geworden sind. Die Heilkraft der Wildkräuter darf man weder überschätzten, noch sollte man ihre Wirksamkeit herunterspielen. Nicht wenige Heilpflanzen, etwa Kamille, Weißdorn oder Johanniskraut, zählen zu den am häufigsten verordneten und verabreichten Medikamenten überhaupt.

Wild und voller Kraft

Seit Menschengedenken bedient man sich der Kräfte der Natur, um die eigene Gesundheit zu stärken und im Krankheitsfall schnell Linderung, noch besser Heilung zu finden. Wild wachsende Pflanzen, vom winzigen Kraut am Wegesrand bis zum mächtigen Baum im Wald, dienten seit jeher als Arzneipflanzen und tun dies bis heute. Die Menschen griffen bevorzugt zu dem, was direkt um sie herum wuchs. Nicht allein die Heilpflanzen in Kloster- und Apothekergärten waren geläufig, vielmehr holte sich das gewöhnliche Volk die Kräuter aus Feld und Flur, von der Wiese und vom Wegesrand.

Je mehr eine Pflanze in ihrer Umwelt ums Überleben kämpfen muss, desto stärker muss sie sein und damit auch heilkräftiger – diese Vorstellung ist durchaus eingängig, wenn sie sich auch nicht belegen lässt. Trotzdem halten viele Menschen wild wachsende Kräuter für viel wirkungsvoller bei der Heilung als vom Menschen überzüchtete, gehätschelte Gewächse von Beet und Acker. Auch das ist ein Argument, für die Hausapotheke Pflanzen aus der Natur zu verwenden.

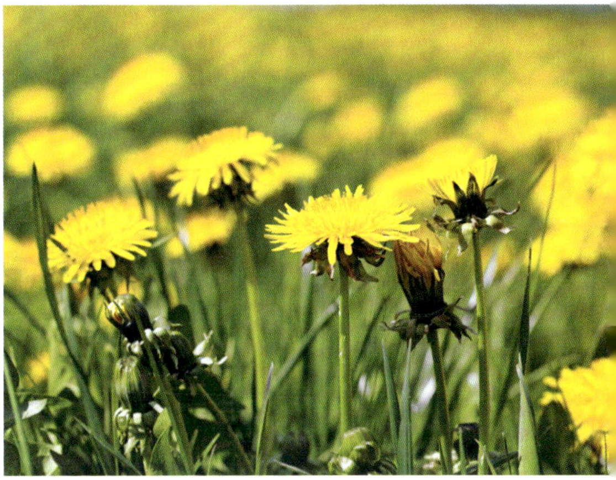

Reichlich verfügbar

Die Natur um uns herum spendet alles an Heilpflanzen, was man im Alltag gegen kleinere Beschwerden braucht. Es sind nicht einmal die seltenen Arten, sondern ganz im Gegenteil allgegenwärtige, weit verbreitete und oft in großen Mengen vorkommende Pflanzen, die im Volk seit jeher eine wichtige Rolle als Heilpflanzen spielen, zum Beispiel Löwenzahn, Brennnessel, Spitzwegerich, Nelkenwurz oder Linde.

Diese althergebrachten, bis heute bewährten Heilpflanzen können verwendet werden, ohne dass man die Natur damit ausnutzen würde. Zudem kommen viele von ihnen sogar im eigenen Garten vor – wenn man sie nur wachsen lässt. Im Garten stellt sich dann auch keine Frage nach Spritzmitteln, entsteht kein Problem durch Hunde. Auch die Angst vor dem Fuchsbandwurm ist unbegründet: Kein einziger Fall ist erwiesen, bei dem sich jemand durch Verzehr von wild wachsenden Pflanzen eine Infektion zugezogen hätte.

Hinweise zum sorgsamen Sammeln von Wildkräutern

- Sammeln Sie nur das, was Sie ganz genau kennen und hundertprozentig wiedererkennen. Denn eine Verwechslung kann fatale Folgen haben!

- Sammeln Sie nur so viel, wie Sie auch benötigen und innerhalb eines Jahres aufbrauchen können. Zubereitungen verlieren mit der Zeit an Wirksamkeit, nach einem Jahr sollten sie erneuert werden.

- Sammeln Sie rücksichtsvoll. Nehmen Sie nur wenige Pflanzen aus größeren Beständen und lassen Sie einzeln vorkommende Exemplare stehen: Geben Sie den Pflanzen eine Chance zum Fortbestand. Sie wollen auch in Zukunft noch ernten können.

- Sammeln Sie möglichst an unbelasteten Stellen, nicht unmittelbar neben stark befahrenen Straßen, nicht entlang von Bahndämmen oder gespritzten Äckern und nicht auf frisch gedüngten Wiesen.

- Sammeln Sie gut entwickelte, vital wirkende Kräuter. Von Mehltau oder anderen Krankheiten, von Schädlingen befallene Pflanzen bleiben stehen. Beachten Sie, dass Gewächse etwa durch einen Pilzbefall vielleicht mit Giften belastet sind und dann schaden können, anstatt zu heilen.

- Sammeln Sie die Kräuter zum optimalen Zeitpunkt, wie in den Porträts beschrieben.

Hinweise zum sorgsamen Umgang mit Heilkräutern

Heilkräuter können viele Beschwerden lindern, wenn man sie zur rechten Zeit in rechtem Maß und mit rechtem Wissen einsetzt. Jegliche Beschwerden müssen stets zuerst genau ergründet werden, bevor man die passende Heilpflanze aussucht.

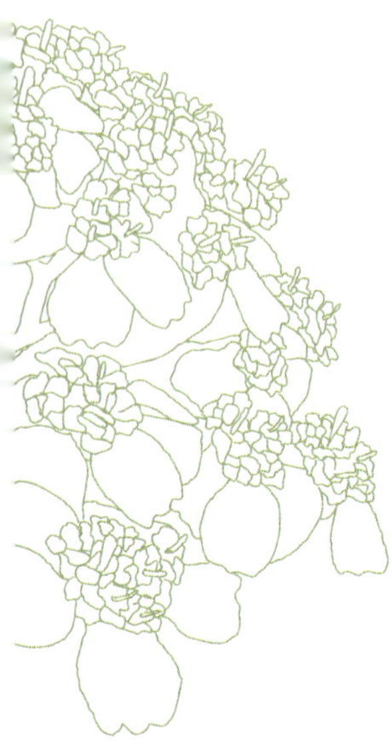

- Behandeln Sie auf eigene Faust nur leichte Gesundheitsstörungen wie Erkältungen oder oberflächliche Schürfwunden. Bedenken Sie dabei jedoch, dass über eine Schürfwunde eine Blutvergiftung entstehen und sich aus einer Erkältung eine Lungenentzündung entwickeln kann.

- Schießen Sie nicht mit Kanonen auf Spatzen. Viel hilft nicht immer viel, im Gegenteil. Wenden Sie möglichst erst einmal nur eine Heilpflanze an. Wenn die nicht wirkt, können Sie auf eine weitere ausweichen.

- Heilpflanzen sind Arzneipflanzen! Jede Wirkung ist von Nebenwirkungen begleitet. Unterschätzen Sie die Wirksamkeit der Kräuter nicht und setzen Sie die Pflanzen verantwortungsbewusst ein – auch bei Bagatellerkrankungen.

- Heilpflanzen können allergische Reaktionen auslösen. Vorsicht also, wenn schon Allergien bekannt sind, etwa gegen Korbblütler. Die sollten Sie dann sicherheitshalber gar nicht anwenden.

- Sprechen Sie im Zweifel vor jeder Anwendung mit Ihrem Arzt. Nicht wenige Kräuter können mit Medikamenten in Wechselwirkung treten und dann bei bestimmten Therapien sogar mehr schaden als nutzen.

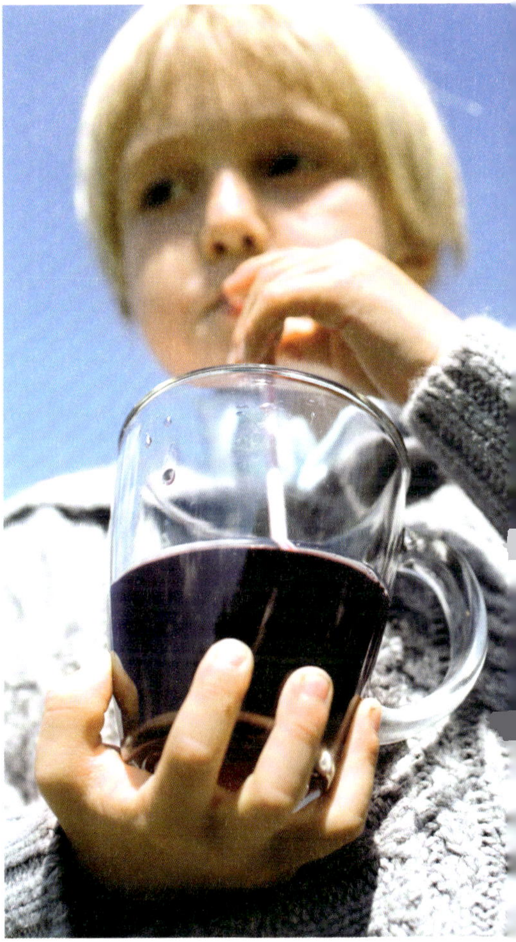

- Lassen Beschwerden nach Anwendung von Heilpflanzen nicht innerhalb kurzer Zeit nach oder verschlechtert sich gar das Krankheitsbild, suchen Sie umgehend ärztliche Hilfe. Informieren Sie den Arzt über die bereits verabreichten Heilpflanzen.

- Heilkräuter, auf die Sie persönlich vertrauen, können auch unterstützend zu einer ärztlich verordneten Therapie eingesetzt werden. Sprechen Sie darüber mit Ihrem Arzt.

Mit Wildpflanzen gesund durchs Jahr

Die heimischen Heilpflanzen in diesem Buch sind nach den Jahreszeiten der Natur geordnet. Die Vegetationsperioden in Frühjahr, Sommer und Herbst teilen sich nochmals in drei Abschnitte auf, nur der Winter, die Zeit der Ruhe, bleibt als Jahreszeit einheitlich. Kennzeichen für die einzelnen Phasen sind jeweils charakteristische Pflanzen, etwa der blühende Apfelbaum für den Vollfrühling. Diese Zeigerpflanzen signalisieren, wann es sich lohnt, nach den jeweiligen Heilpflanzen Ausschau zu halten und sie für den Vorrat zu ernten.

In diesem Sinne: Bleiben Sie gesund. Die Kräuter vor Ihrer Haustür helfen Ihnen dabei.

Ihre Karin Greiner

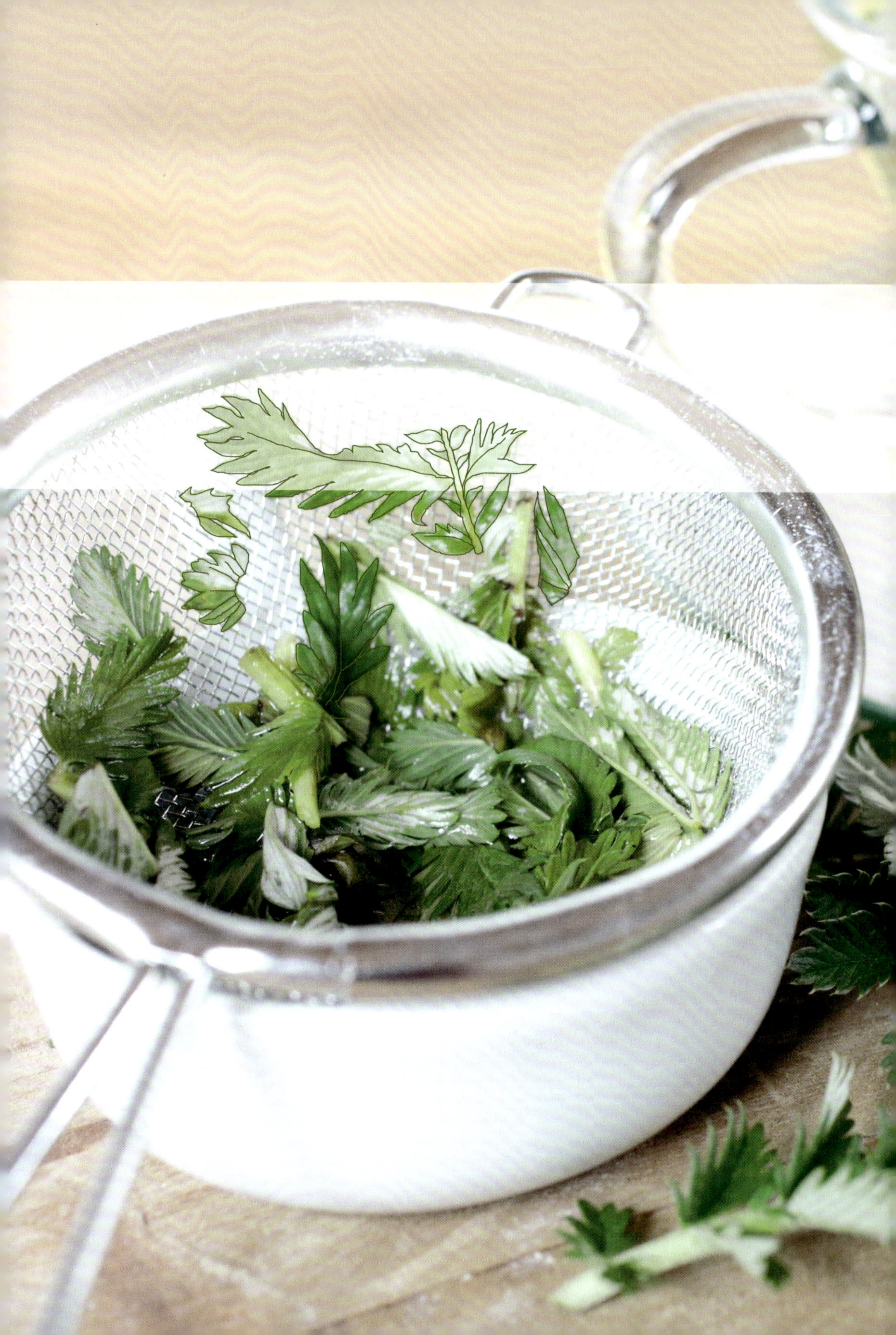

Wildpflanzen von Frühling bis Winter

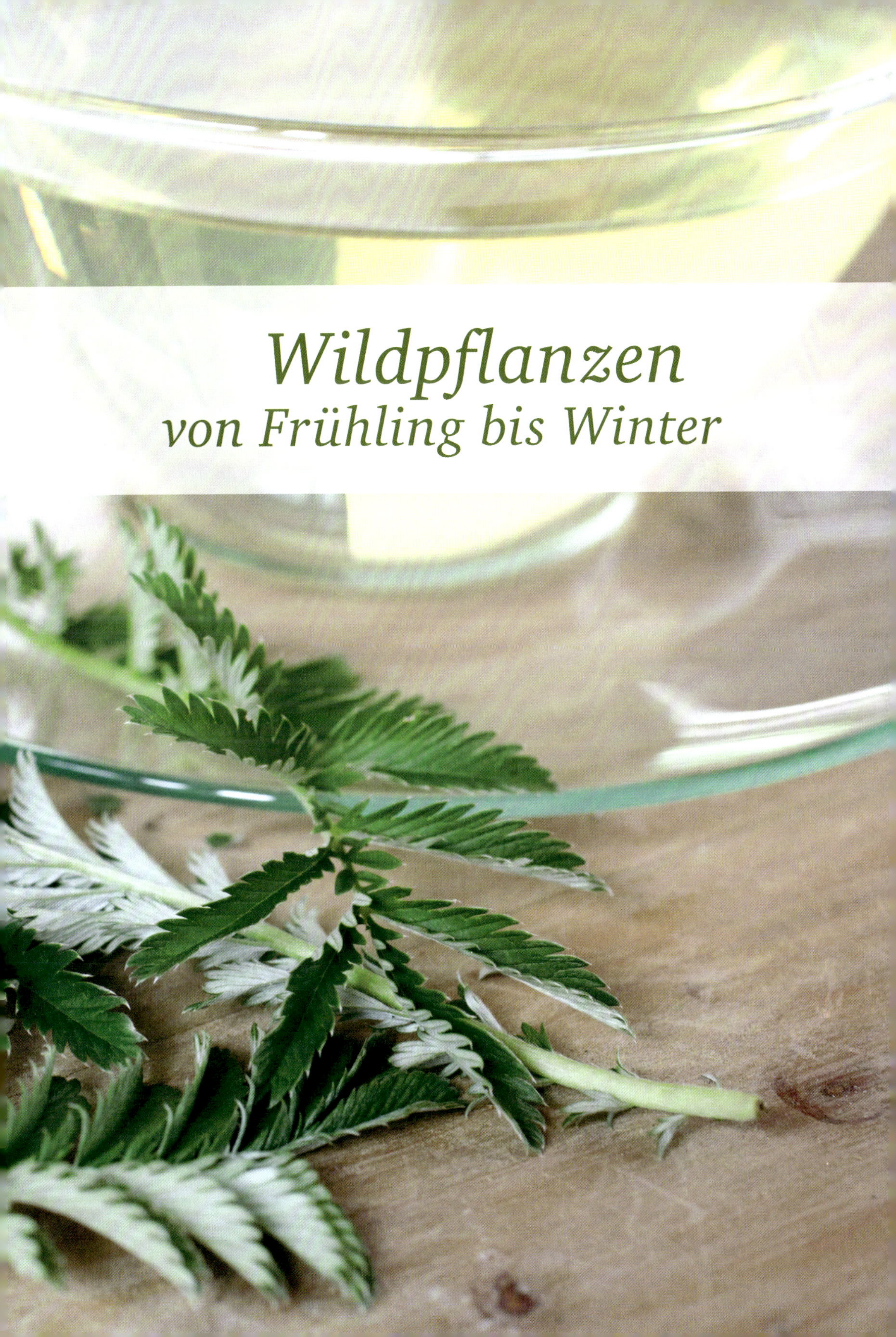

Bärlauch

Die Buchenkronen sind noch kahl, etwas Schnee liegt noch, der **Frühling** scheint noch weit. Da fängt es im Wald schon **zu duften** an. Der Bärlauch, nicht von ungefähr **Waldknoblauch** genannt, sprießt. In den frischen grünen Blättern stecken **Bärenkräfte**.

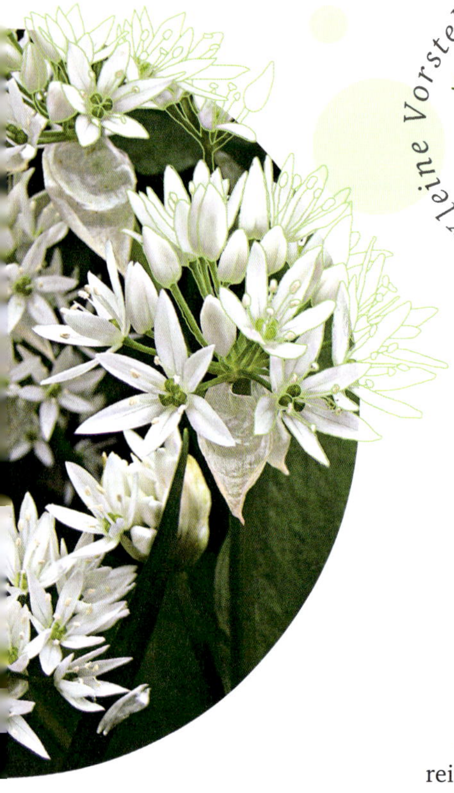

Kleine Vorstellungsrunde

So heißt er botanisch → *Allium ursinum*

So sieht er aus → krautige, handspannenhohe Zwiebelpflanze; Blätter treiben aufgerollt aus der Erde, breitlanzettlich, mit markanter Mittelrippe, gestielt; sternförmige, schneeweiße Blüten in ball- oder halbkugeligem Blütenstand; Blütezeit April bis Mai

Hier wächst er → in schattigen, feuchten, humusreichen Au- und Laubwäldern, entlang von Bächen, oft in Massen

Nicht verwechseln mit → der giftigen Herbstzeitlose (*Colchicum autumnale*), deren Blätter aber niemals gestielt sind und zu einem Trichter vereint aus dem Boden treiben; dem giftigen Maiglöckchen (*Convallaria majalis*), bei dem die Blätter keine deutliche Mittelrippe haben, paarweise stehen und unten von einem silbrig-rötlichen Häutchen eingefasst sind; dem giftigen Aronstab (*Arum maculatum*), dessen Blätter spiralig aufgerollt austreiben und später keine parallelen, sondern netzartige Blattnerven zeigen

So wirkt er → verdauungsanregend, antibakteriell, blutreinigend, blutdrucksenkend, vorbeugend gegen Arteriosklerose, abwehrstärkend

Ernten: was, wann, wie?

Frische Blätter vor der Blüte (stets einzeln pflücken, um Verwechslungen mit giftigen Pflanzen vorzubeugen), ab Blühbeginn werden die Blätter bitter; frische Blütenknospen und Blüten, noch grüne, knackige Früchte

Kleines Kraut ganz groß

Außer ein paar Brennnesseln wagen sich so früh im Jahr noch keine anderen Pflanzen aus der Erde. Ist denn schon Frühling? Oder noch Winter? Den Bärlauch ficht das nicht an. Er strotzt nur so vor grüner Kraft, treibt seine Blätter wie Spieße durch die Laubdecke. Dank seiner schlanken, weißen Speicherzwiebeln, vollgepackt mit Speicherstoffen, kann er so schnell wachsen. Schon bald bedeckt er große Flächen. Kein Wunder, dass die Menschen seit alters her von dieser frischen Lebensenergie profitieren wollen.

Bärlauch macht auch schön: Er wirkt entgiftend, sorgt für eine gute Darmflora, unterstützt die Immunabwehr. Und wenn's im Inneren stimmt, dann zeigt sich das auch an einem ausgeglichenen, ebenmäßigen Hautbild ohne Pickel.

Herz und Kreislauf, was wollt ihr mehr

Die schwefelhaltigen ätherischen Öle im Bärlauch, die für den typischen Geruch und den scharf-würzigen Geschmack verantwortlich sind, wirken auf den ganzen Organismus anregend.

- Ein paar Blättchen aufs Butterbrot oder zum Salat, so gönnt man seinem Körper einen Frühjahrsputz und kurbelt den Kreislauf an.
- Ähnlich wie Knoblauch fördert Bärlauch die Durchblutung und beugt Arteriosklerose vor, das macht ihn zu einem wahren Anti-Aging-Kraut.

Frisch wie der junge Frühling

So frisch wie möglich, heißt beim Bärlauch die Devise. Gepflückt, gewaschen, verspeist, alles in kürzester Zeit – so behält die „Hexenzwiebel" ihre volle Wirkung. Die Gehalte an Vitamin C und an wertvollen ätherischen Ölen nehmen rasch ab, je länger der Bärlauch liegt. Trocknen ist daher nicht ratsam, besser genießt man ihn, solange er Saison hat.

Ah!

Obwohl der Bärlauch einen typischen Duft nach Knoblauch verströmt, darf man sich auf dieses Merkmal allein nicht verlassen. Wer erst ein paar Blätter gepflückt hat, riecht kaum noch etwas anderes – der Pflanzensaft an den Fingern übertüncht alles.

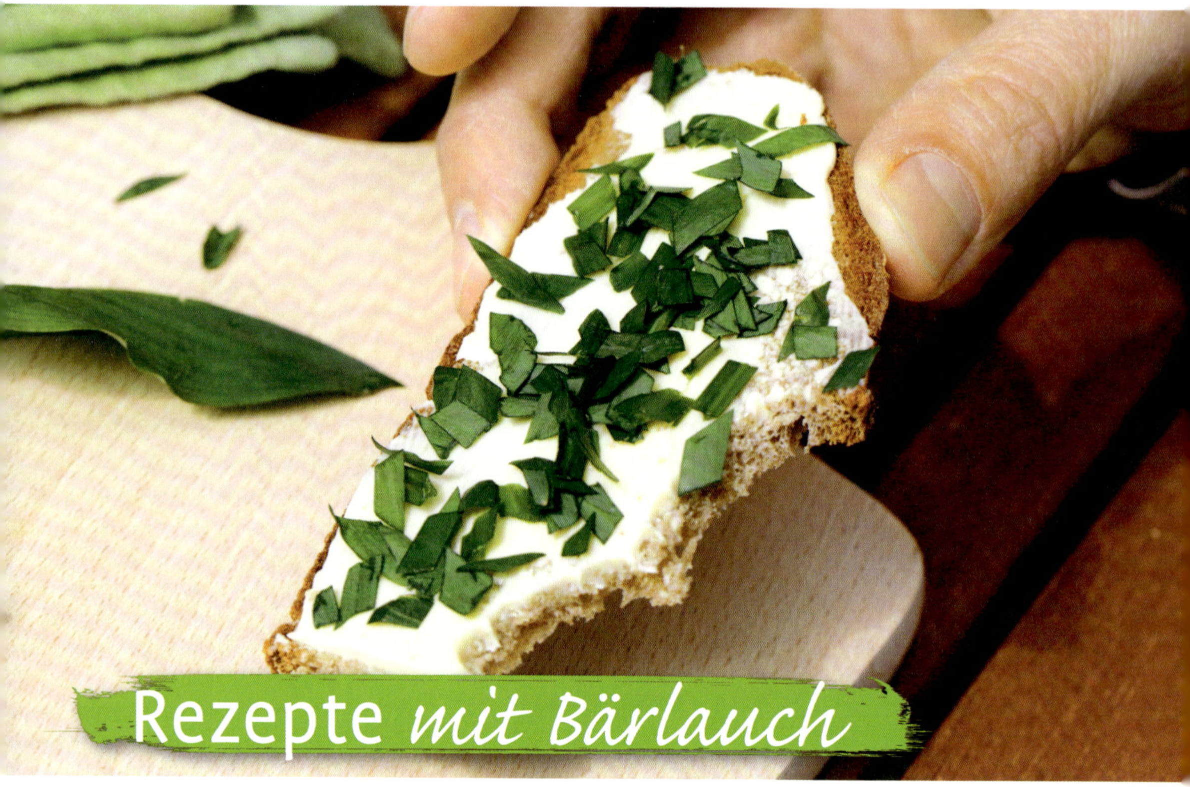

Rezepte *mit Bärlauch*

Bärlauch frisch aufs Brot

So schmeckt Bärlauch am besten: frisch gepflückt, natürlich. Je jünger die Blätter, desto schärfer schmecken sie, weil umso mehr schwefelhaltige ätherische Öle enthalten sind. Ideal für eine blutreinigende Frühjahrskur.

- 1 Scheibe Brot
- etwas Butter, hochwertige Pflanzenmargarine oder Frischkäse
- frische Bärlauchblätter

Blätter nur ganz kurz unter fließendem Wasser waschen. Sorgfältig trocken tupfen, sonst verwässert der Geschmack. Blätter fein wiegen oder in Streifen schneiden. Brot mit Butter, Margarine oder Frischkäse bestreichen, Bärlauch draufstreuen und genießen.

*Bärlauch*Saft

Zur Stärkung von Immunsystem, Kreislauf und Herz, zum Beleben des Darms nach Krankheit oder Antibiotika-Therapie, um den Organismus zu entgiften. Frischer Bärlauchsaft hilft auch gut gegen Erkältungshusten.

- 1 Handvoll frische Bärlauchblätter
- Wasser
- Saft und Schale von 1/8 Zitrone (unbehandelt)

Bärlauchblätter kurz abspülen, tropfnass grob hacken, in einen Mixer geben. Mit Wasser übergießen, bis alle Blätter gut bedeckt sind. Zitronensaft und dünn abgeschälte Schale zufügen. Alles auf höchster Stufe pürieren. Durch ein Sieb filtern, Reste gut ausdrücken. Saft sofort genießen.

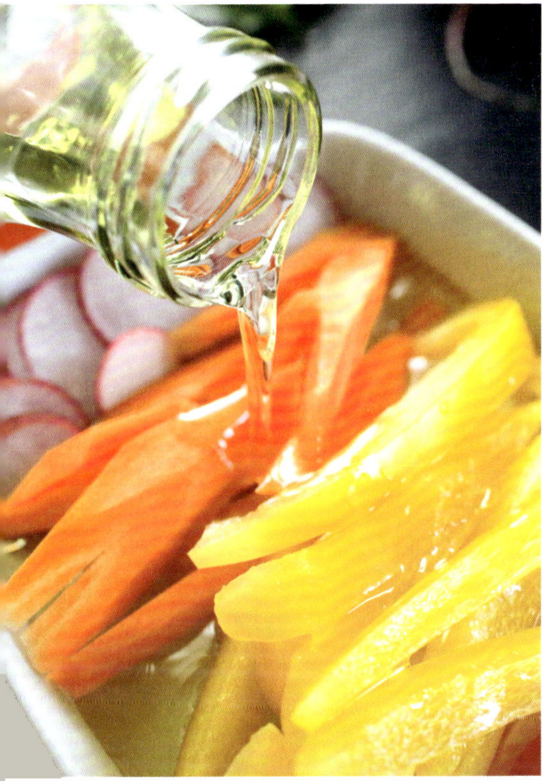

BärlauchEssenz

Nach alter Überlieferung beugt ein Bärlauch-Schnaps Alterserscheinungen vor und hält das Gedächtnis in Schwung. Aber Schnaps ist nicht jedermanns Sache, eine Essenz, tropfenweise genommen, kommt da wohl gelegener.

- 1 Bund frische Bärlauchblätter
- 500 ml Doppelkorn (40 Vol.-%)

Bärlauchblätter waschen, gut trocknen und auf ein mit Küchenpapier ausgelegtes Tablett legen. An einem warmen, dunklen Ort 1 Tag antrocknen lassen. In Streifen schneiden und in ein Glas oder eine weithalsige Flasche geben. Mit dem Korn übergießen. Dunkel und kühl (bei 15 °C) 1 Woche ziehen lassen, dabei 2-mal täglich gut durchschütteln. Absieben und in eine dunkle Glasflasche umfüllen. Täglich 10–15 Tropfen mit etwas Wasser verdünnt einnehmen, am besten kurmäßig für 4–6 Wochen.

BärlauchÖl

Hilft bei juckenden, nässenden Hautausschlägen, am besten als Auszugsöl für eine Auflage. Mit seinem kräftigen Geruch eignet es sich aber auch in der Küche für Salate oder Frühlingsgemüse, dann stärkt es die Abwehrkräfte.

- 1 Bund frische Bärlauchblätter
- 500 ml Öl, nicht raffiniert in Bio-Qualität (z. B. Sonnenblumen-, Raps- oder Olivenöl)

Blätter waschen, sorgfältig trocken tupfen und hacken. In einem leistungsfähigen Mixer oder portionsweise in einem Mörser mit dem Öl zermusen. Alles gut mischen und in eine dunkle Flasche füllen. An einem kühlen Ort 1 Woche ziehen lassen, dann durch ein Mulltuch absieben.

Mein persönliches Highlight

Bärlauchfrüchte mit heißem Gemisch aus 1/3 Essig und 2/3 Wasser übergießen, ein paar Pfefferkörner, etwas Salz und Zucker dazu, 2 Wochen ziehen lassen – ein köstlich-scharf-würzig-gesunder Kapernersatz!

Duftveilchen

Lila Liebling, heiß ersehnt. Auf kaum ein Blümchen wartet man nach dem Winter so sehr wie auf dieses Symbol der **Bescheidenheit**. Weil das anmutige Pflänzchen so süß duftende Blüten trägt, weil es so herzige Blättchen treibt, und weil es damit nicht nur die **Seele streichelt**.

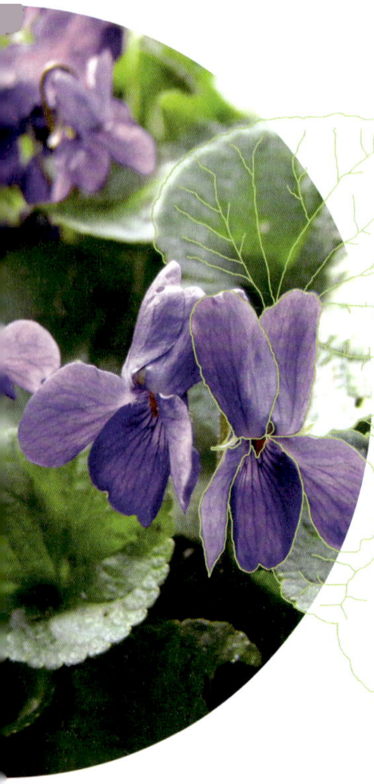

Kleine Vorstellungsrunde

So heißt es botanisch → *Viola odorata*

So sieht es aus → daumen- bis handspannenhohe, Ausläufer treibende Kleinstaude; gestielte, grasgrüne, herz- bis eiförmige Blätter mit deutlich sichtbarer Aderung; dunkelviolette, selten auch weiße, gespornte Blüten mit goldgelber Mitte; Blütezeit März bis April

Hier wächst es → an halbschattigen Stellen unter Hecken und Gehölzen, entlang von Zäunen, im Rasen, an Waldrändern und Gebüschen

Nicht verwechseln mit → Hain-Veilchen (*Viola riviniana*) und Hunds-Veilchen (*Viola canina*), deren Blüten nicht duften und meistens viel heller gefärbt sind

So wirkt es → schleimlösend, auswurffördernd, hustenreizstillend, entzündungshemmend, hautheilend, schmerzstillend

Ernten: was, wann, wie?
Blüten von März bis April, Blätter von März bis Juni, Wurzeln von September bis Oktober und im März vor dem Austrieb. Am besten schnell in einem Dörrgerät schonend bei 30 °C trocknen.

Die schönsten Blüten sind lila

Wer an Veilchen denkt, hat sofort kleine violette Blütengesichter vor Augen. Jeder kennt die anmutigen Frühlingsblüher, die sich sittsam und bescheiden kaum aus dem Moos erheben und trotzdem so deutlich am Duft erkennbar sind. Dabei erweisen sich die kleinen Blumen als überaus durchsetzungsstark und können sich dank raffinierter Wachstumsstrategien selbst zwischen dichtem Rasenwuchs behaupten. Unermüdlich sprießen sie aus dem kräftigen Wurzelstock, der immer wieder Würzelchen schlägt.

Kinderkost und Erwachsenenlust

So geheimnisumwittert die Farbe Violett, die Mischung zwischen dem Blau des Himmels und dem Rot des Feuers, so verschleiert ist heutzutage die Heilkraft des Duftveilchens. Dabei ist die kleine Pflanze seit dem Altertum in der Pflanzenheilkunde geschätzt. Dank seiner Vielzahl von Wirkstoffen entfaltet es zahleiche Wirkungen:

Die Samen des Duftveilchens locken mit einem „Ameisenbrötchen“, einem nahrhaften Anhängsel, Ameisen herbei und lassen sich von ihnen überall hin verbreiten.

- Der Duft von Veilchenblüten vertreibt Kopfschmerzen und Melancholie.
- Die Blüten lindern Halsweh, Heiserkeit und Husten.
- Das Kraut tut der Haut gut.
- Die Veilchenwurzel verstärkt die Heilkraft der Blüten und Blätter und wird bei rheumatischen Beschwerden eingesetzt.

Befreiend

Sicher traut man heute kaum noch der Methode, sich vor Feiern mit Veilchen zu bekränzen, damit einem Rausch und Kater erspart bleiben. Ein Umschlag mit Veilchentee dagegen kommt bei Kopfweh schon gelegen. Duftveilchen enthalten Salicylsäureverbindungen, die als ASS (Acetylsalicylsäure) geläufigen Schmerzmitteln ihre Wirkung verleihen. Wegen der ätherischen Öle, Schleimstoffe und Saponine sind Duftveilchen als Hustenmittel, vor allem für Kinder, gebräuchlich. So unterstützt man die Verflüssigung von festsitzendem Schleim in den Bronchien und erleichtert dessen Abhusten.

Ah!

Der höchstens bleistiftdicke, schuppige Wurzelstock des Duftveilchens hat nichts mit der Veilchenwurzel zu tun, die bei Säuglingen und Kleinkindern bei Zahnungsbeschwerden verwendet wird. Diese „Beiß- oder Zahnwurzel“ stammt vom weißen Rhizom verschiedener Schwertlilien, von der Florentinischen Iris (*Iris florentina*). Auch als Fixativ für Potpourris wird gemahlenes Iriswurzelpulver verwendet, dafür eignet sich die Duftveilchenwurzel nicht.

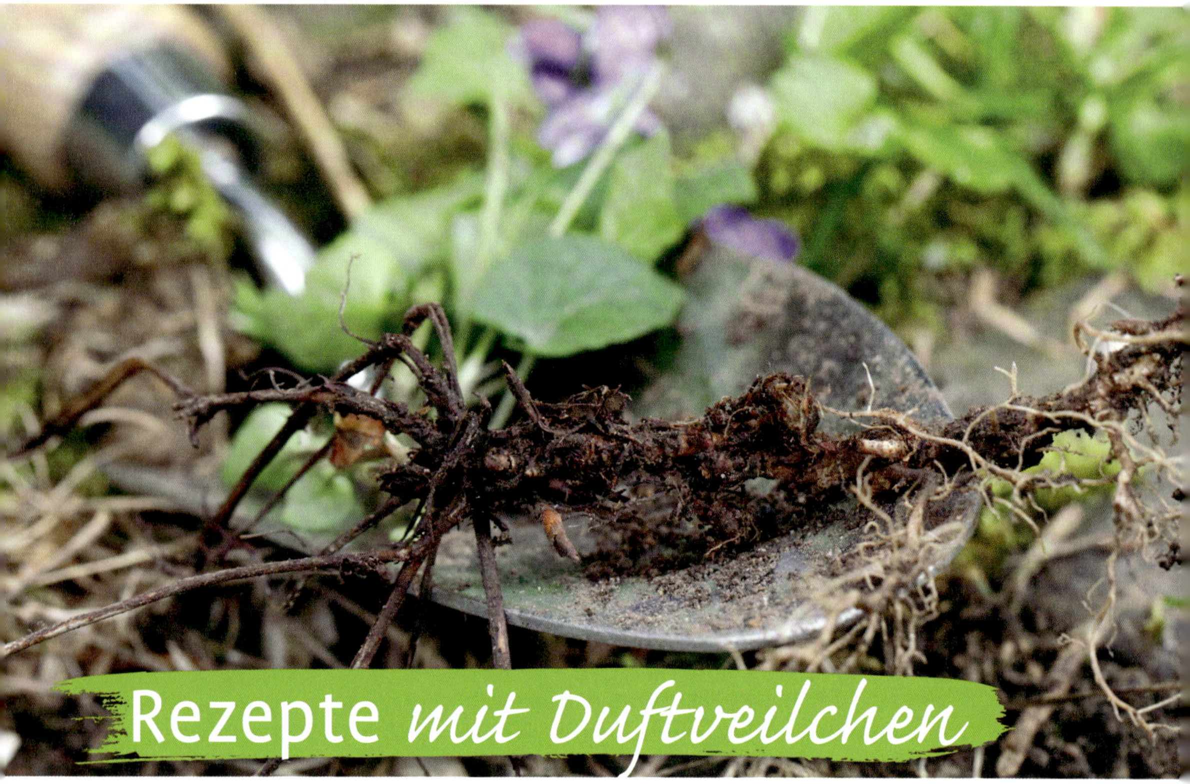

Rezepte *mit Duftveilchen*

*Veilchen*Tee

Heiß, mit Honig gesüßt und in kleinen Schlucken getrunken hilft der Tee bei Heiserkeit, Halsweh oder Husten. Äußerlich kann Veilchentee bei Hautproblemen hilfreich sein, dafür tränkt man ein Baumwolltuch in warmem Tee und legt es als Umschlag auf entzündete Hautpartien auf.

- 1–2 EL frisches Duftveilchenkraut (Blüten und Blätter)
- ¼ TL gereinigte Duftveilchenwurzel
- 200 ml Wasser

Veilchenkraut und -wurzel zerkleinern, mit heißem Wasser überbrühen, zugedeckt 5 Minuten ziehen lassen, abseihen.

Auch getrocknetes Kraut lässt sich verwenden, dann 1–2 TL Blüten und Blätter mit derselben Menge Wasser aufbrühen und 10 Minuten abgedeckt ziehen lassen. 1- bis 3-mal täglich eine Tasse trinken.

Für Kinder bewährt hat sich eine Hustenteemischung aus verschiedenen Frühlingskräutern: Duftveilchenblüten, Gänseblümchen, Spitzwegerich, Fichtenspitzen werden zu gleichen Teilen gemischt und mit ein paar Fenchelfrüchten angereichert. 1 TL von dieser Mischung mit 200 ml heißem Wasser überbrühen, zugedeckt 5 Minuten ziehen lassen, abseihen.

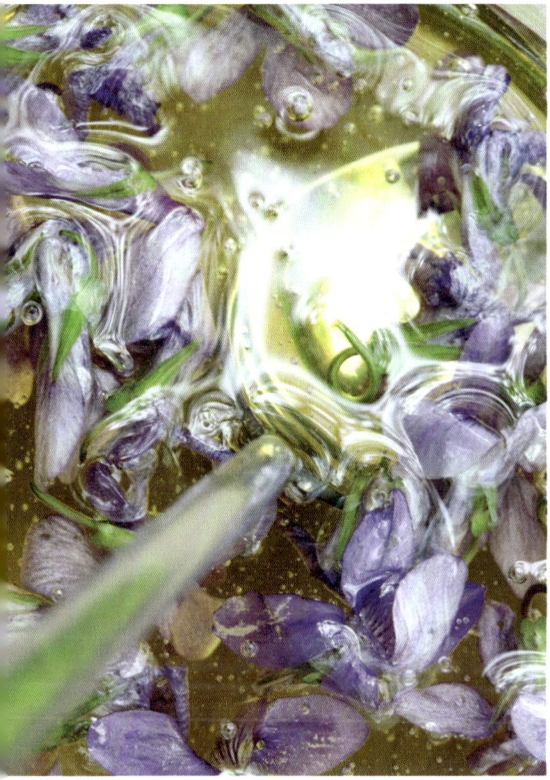

VeilchenEssig

Veilchenessig dient nicht nur zum Aromatisieren duftiger Frühlingssalate. Teelöffelweise eingenommen stärkt er das Herz, verdünnt mit abgekochtem Wasser dient er zum Waschen oder als Auflage bei Hautunreinheiten.

- 1 Handvoll Duftveilchenblüten oder Duftveilchenkraut
- 500 ml Apfelessig

Duftveilchen grob zerkleinern und in eine weithalsige Flasche geben, mit dem Essig übergießen. An einem dunklen, zimmerwarmen Ort 2 Wochen ziehen lassen, dabei täglich umschütteln, abseihen.

VeilchenHonig

Bei fest sitzendem Schleim, der sich nur schwer abhusten lässt, aber auch bei Keuchhusten ist der angesetzte Blütenhonig ein beliebtes Rezept.

- 1 Tasse frische Duftveilchenblüten
- 2 Tassen flüssiger, milder Honig (Blüten-, Akazienhonig)

Blüten und Honig in ein Gefäß geben, gut mischen, fest verschließen. Dunkel an einen zimmerwarmen Ort stellen und 2 Wochen ziehen lassen. Dann abseihen oder die Blüten einfach mit genießen. Mehrmals täglich 1 TL vom Veilchenhonig einnehmen, den Honig dabei möglichst lange im Mund behalten und langsam hinunterschlucken.

Mein persönliches Highlight

Duftveilchen vertreiben den Winterblues. Ein paar frische Blätter und Blüten werten jeden Frühlingssalat auf, optisch und auch mit viel Vitamin C. Sie stärken das Immunsystem und reinigen das Blut.

Birke

Jugendlich, **vital und dynamisch** zeigt sich die Birke. Spiegelnd ihre weiße Rinde, hellgrün ihre zarten Blättchen, elegant ihre **luftige Gestalt**. Die Birke, genauer die Hänge- oder Sandbirke, ist der Baum des Lichts und das Sinnbild des Frühlings. Und seit alters her der **Nierenbaum des Volkes**.

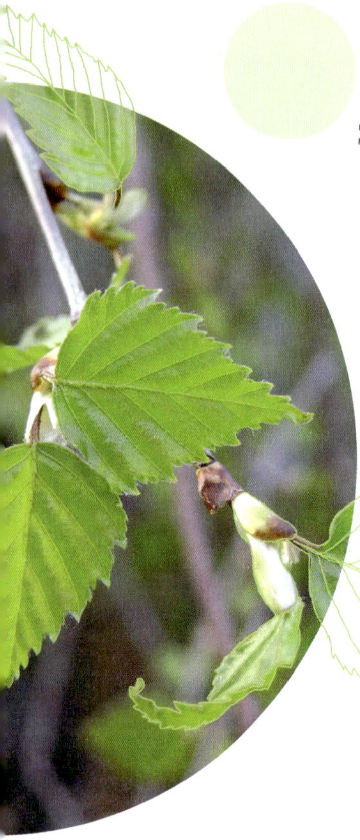

Kleine Vorstellungsrunde

So heißt sie botanisch → *Betula pendula*

So sieht sie aus → schlanker Baum von bis 30 m Höhe mit weißer, sich papierartig abschälender Rinde, spitzwinkelig abstehenden Ästen und überhängenden Zweigenden; wechselständige, gestielte, rautenförmige Blätter mit lang ausgezogener Spitze und gesägtem Rand; männliche und weibliche Blüten getrennt in hängenden Kätzchen; kleine, geflügelte Nussfrüchte; Blütezeit April bis Mai

Hier wächst sie → an sonnigen, vorwiegend sehr trockenen Stellen, oft auf Brachland, Schuttplätzen und Kahlflächen, an Waldrändern, in Gärten und Parks

Nicht verwechseln mit → Moorbirke (*Betula pubescens*) mit nicht hängenden, in der Jugend behaarten Zweigen und anfangs flaumig behaarten Blättern an feuchten Standorten; sie ist aber ebenso nutzbar

So wirkt sie → nierenanregend, mild entwässernd, entzündungshemmend

Ernten: was, wann, wie?

Birkensaft im März/April, wenn die Knospen anfangen zu treiben, durch Anbohren des Stamms in Brusthöhe oder Abschneiden eines kräftigen Asts (nur erlaubt bei Bäumen auf eigenem Grund); junge Blätter im April/Mai von den Ästen streifen, ältere schmecken bitter.

Spür den Frühling in dir

Nach dem Winter ist allenthalben Frühjahrsputz angesagt. Auch der Körper ist dankbar für eine gründliche Reinigung, dabei hilft die Birke auf sanfte, aber nachdrückliche Weise. Unter ihrer feinen, papierartigen Borke hört man an warmen Frühlingstagen, wenn gerade eben die Knospen treiben, schon die Lebenssäfte sprudeln.

Gut gespült ist bestens vorgesorgt

Die jungen Blätter der Birke sind reich an Vitamin C. Das spürt man schon, wenn man sie isst: Sie schmecken fein säuerlich. Zusätzlich enthält das Laub viele Flavonoide, Saponine und Gerbstoffe, dazu ätherische Öle. Diese Kombination an Wirkstoffen macht die Heilkraft der Birke aus:

- Birkenblätter sind ideal für eine Durchspülungstherapie, sie regen die Nieren an und beugen schonend Stein- und Grießbildung vor. Reichlich trinken ist wichtig, damit sie ihre Reinigungskraft entfalten können.
- Wer unter Blasen- oder Harnwegsentzündung oder einer Reizblase leidet, spürt dagegen eine vermehrte Wasserausscheidung. Aber auch hier heißt es zusätzlich viel trinken.
- Birkenblätter wirken entgiftend und entzündungshemmend, was bei Rheuma und Gicht sowie bei chronischen Hautkrankheiten Entlastung bringt.

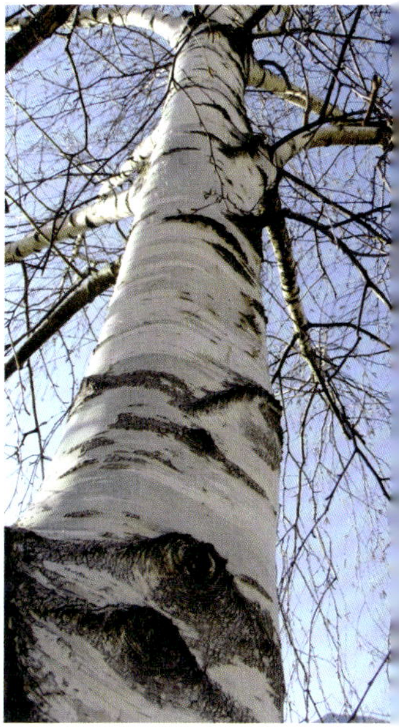

Der leicht süße, klare Birkensaft, durch Anbohren des Stamms oder Abschneiden eines größeren Asts abgezapft, gilt als Schönheits- und Stärkungstrunk, als wahres Lebenselixier.

Für Haut und Haare

Wissenschaftlich nicht belegt, vom Volk aber beschworen ist die Anwendung von Birkensaft und -blättern zur Stärkung des Haarwuchses. Auch bei der Hautpflege greift man gerne zu Birkenzubereitungen. Umschläge und Waschungen mit Birkenblättertee verbessern das Hautbild bei Entzündungen und flächigen Ekzemen, Bäder in Birkenblättersud verschaffen Linderung bei Rheuma, Massagen mit Birkenöl wirken entstauend und stillen den Schmerz in Gelenken.

Ah!

Birkenpollen gehören zu den häufigsten Allergieauslösern. Der Blütenstaub wird vom Wind in riesigen Mengen aus den männlichen Kätzchen geschüttelt und überallhin verbreitet. Wer auf Birkenpollen mit Heuschnupfen reagiert, darf keinesfalls Birkenpräparate anwenden. Auch bei Herz- und Nierenkrankheiten muss vorher der Arzt zu Rate gezogen werden.

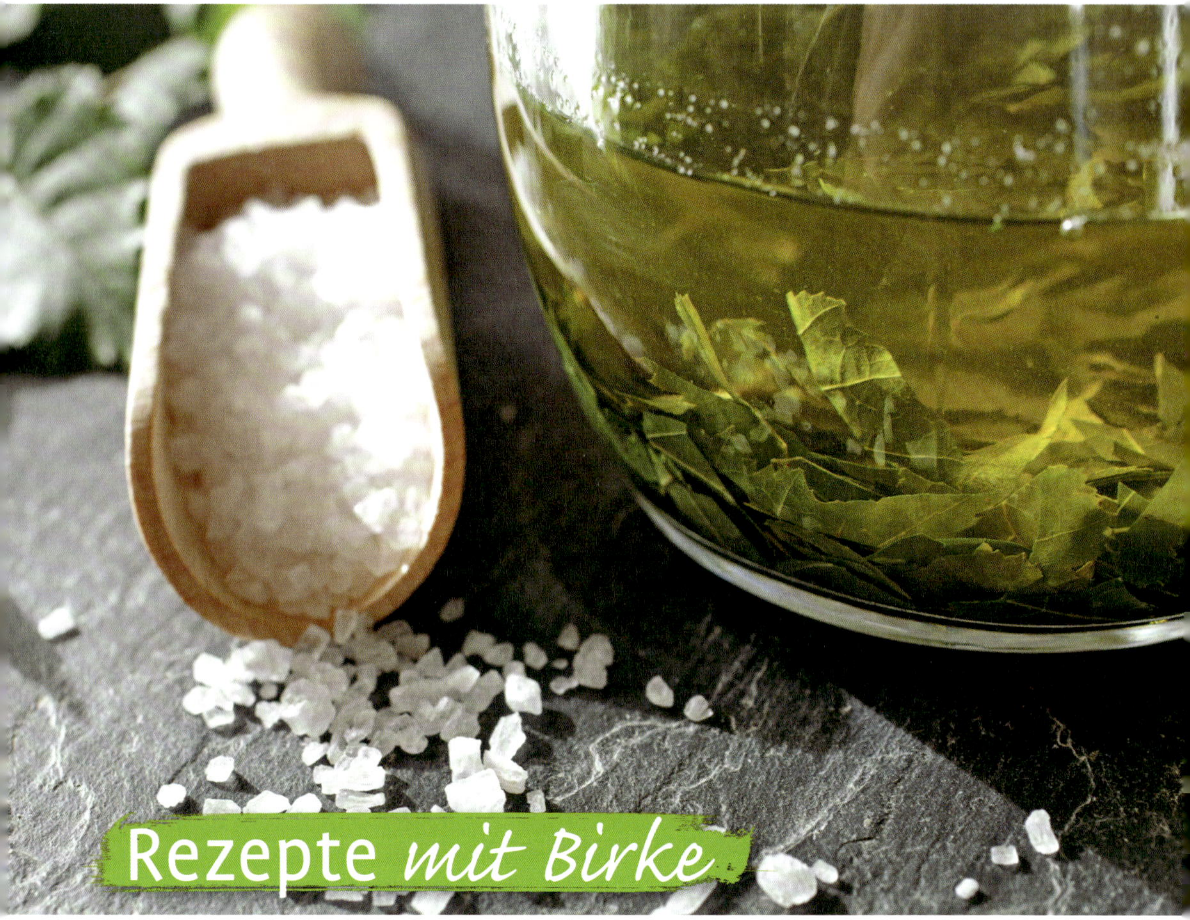

Rezepte *mit Birke*

BirkenBad

Ein Birkenblätterbad hilft bei der Frühjahrskur, lindert Rheumaschmerzen und bringt Entspannung. Nicht zuletzt freut sich auch die Haut, denn Birke wirkt pflegend bei Hauttrockenheit und Entzündungsneigung.

- 200 g frische oder 20 g getrocknete Birkenblätter
- 500 ml Wasser
- 3 EL Meersalz

Birkenblätter zerkleinern und mit Wasser übergießen, alles zum Kochen bringen und bei milder Hitze 10–15 Minuten simmern lassen. Dann abseihen und mit dem Meersalz ins Badewasser (Temperatur 38 °C) geben. Eine Viertelstunde baden, danach gut abtrocknen und weitere 30 Minuten ruhen.

Bei Hautproblemen wie Schuppenflechte oder Furunkulose kann ein Birkenrindenbad Erleichterung verschaffen. Dafür wird statt der Birkenblätter Birkenrinde verwendet, oder auch eine Mischung aus Blättern, Knospen und Rinde. 200 g Birkenrinde zerkleinern, mit 2 Liter Wasser kalt ansetzen, über Nacht ziehen lassen, dann aufkochen und 20 Minuten ziehen lassen. Abseihen und zum Badewasser gießen.

*Birkenblätter*Tee

Bei entzündlichen oder bakteriell verursachten Erkrankungen der ableitenden Harnwege und der Blase hilft der Birkenblättertee bald, die Beschwerden zu vertreiben.

- 1 EL frische oder 1 TL getrocknete Birkenblätter
- 200 ml Wasser

Birkenblätter etwas zerkleinern und mit kochendem Wasser übergießen. Zugedeckt 5 Minuten ziehen lassen, abseihen und genießen. Man kann den Tee auch kurmäßig über 3–6 Wochen anwenden, dabei täglich 1–3 Tassen trinken.

*Birkenknospen*Tinktur

Ein alkoholischer Auszug aus den Blatt- und Blütenknospen der Birke hilft laut Volksheilkunde gegen fiebrige Erkältungskrankheiten, aber auch bei Ekzemen oder schlecht heilenden Wunden.

- 40 g Birkenknospen
- 250 ml Alkohol (70 Vol.-%)

Birkenknospen in ein Gefäß geben und mit dem Alkohol übergießen. Gefäß verschließen und an einen dunklen, zimmerwarmen Ort stellen, täglich umschütteln. Nach 2 Wochen abseihen und in eine Braunglasflasche umfüllen.
Innerliche Anwendung: 10–20 Tropfen, verdünnt in Wasser oder Tee, 3-mal täglich einnehmen.
Äußerliche Anwendung: 20 Tropfen Tinktur in 200 ml warmes Wasser geben. Das Baumwolltuch damit tränken, dann gut auswringen und für 10–15 Minuten auf die betroffenen Hautstellen legen. Anschließend die Haut mit einer Pflegecreme nachfetten.

*Birken*Elixier

Der frisch gewonnene Saft junger Birkenblätter eignet sich für eine Entschlackungskur. Über 3–4 Wochen genießt man täglich 1 Gläschen Elixier. Die Blätter gibt man dazu in einen Entsafter, die dabei gewonnene Flüssigkeit wird sofort getrunken. Man kann die Blätter auch zusammen mit wenig Wasser im Standmixer oder mit dem Mixstab zerkleinern, dann alles absieben und die Rückstände gut ausdrücken.

Mein persönliches Highlight

Tee aus getrockneten Birkenblättern hat nur wenig Aroma. Ich reichere ihn daher mit etwas Saft von Zitrone, Orange, Apfel oder Birne an. So wird er zum erfrischenden Drink.

Huflattich

Die Wiesen sind noch braun, die Hecken noch kahl. Wo aber die **Sonne den Boden wärmt**, sieht man es weithin **goldgelb leuchten**. Der Huflattich blüht! Als wäre die Sonne auf die Erde gefallen und in zahllose Stückchen zersplittert. Da **freuen sich** nicht nur die Bienen.

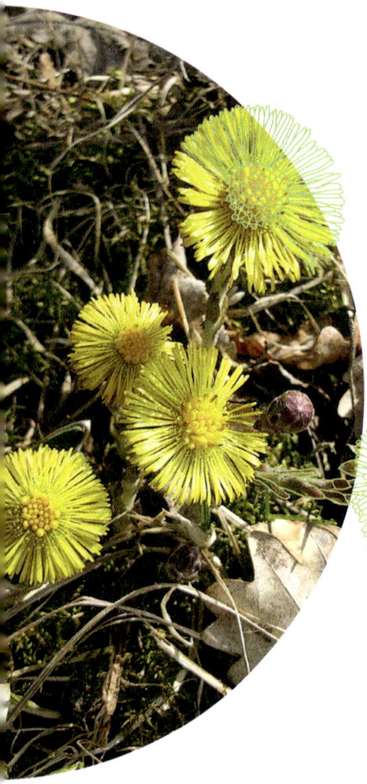

Kleine Vorstellungsrunde

So heißt er botanisch → *Tussilago farfara*

So sieht er aus → handbreit- bis handspannenhohe krautige Pflanze; langgestielte, herz-, nieren- bis hufförmige, unterseits weißfilzige und an den Rändern in knorpelige Spitzen ausgezogene Blätter; noch vor dem Blattaustrieb braun bis rötlich geschuppte Stängel mit goldgelben Blütenkörbchen, zur Fruchtzeit nickend mit weißer bis hellbrauner Haarperücke; Blütezeit Februar bis April

Hier wächst er → an sonnigen Stellen mit offenem Boden, an Böschungen, Wegrändern, Schuttplätzen, Steinbrüchen; oft in großen Beständen

Nicht verwechseln mit → den stark PA-haltigen Pestwurz-Arten (*Petasites*), deren Blätter sind jedoch rauer, grauwollig und am Rand nicht spitzknorpelig zulaufend; Löwenzahn (*Taraxacum officinalis*), dessen Blüten jedoch büscheliger, größer und auf hohlem, nicht geschupptem Blütenschaft

So wirkt er → reizmildernd, entzündungshemmend, schleimverflüssigend, auswurffördernd

Ernten: was, wann, wie?

Junge, ungefähr handtellergroße Blätter im April und Mai. Blätter keinesfalls waschen oder vom filzigen Belag befreien, um Schimmelbefall nicht zu fördern. Zum Trocknen einzeln auslegen und mehrmals wenden.

Vom Volk verehrt

Als Heilkraut kann der Huflattich auf eine lange Geschichte zurückblicken. Seit der Antike hochgelobt und bis in die Neuzeit eine der

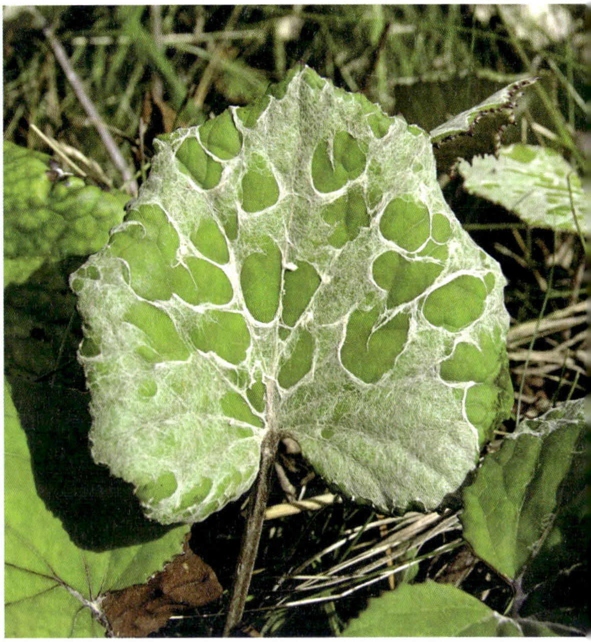

am häufigsten verwendeten Arzneipflanzen, wäre er dennoch fast aus den Apotheken verschwunden. In ihm hat man die durchaus gefährlichen Pyrrolizidinalkaloide (PA) gefunden. In hoher Dosis und auf Dauer eingenommen, schädigen sie die Leber und stehen in Verdacht, Krebs auszulösen. Weil Huflattich aber über so wertvolle Wirkungen verfügt, wollen viele nicht auf ihn verzichten.

- Huflattich enthält in den Blüten mehr PA als in den Blättern. Wer ihn selbst sammelt, sollte das Risiko dieser Stoffe kennen und seine Verwendung sorgfältig abwägen.
- In Apotheken bekommt man Tees und Präparate aus Huflattich, die keine oder nur sehr wenig PA enthalten.
- Die Anwendung von Huflattich sollte man zur Sicherheit begrenzen: Nicht länger als 3–4 Tage am Stück und insgesamt 4 Wochen pro Jahr. Gute Alternativen sind Spitzwegerich (siehe Seite 36) oder Malve (siehe Seite 76).

Alte Namen wie Brustlattich, Hustenblätter oder ganz schlicht Heilblümchen belegen, dass dieser weit verbreitete Frühlingskünder seit jeher einen festen Platz als Hustenmittel inne hat.

Besänftigt den wunden Schlund

Huflattich gehört zu den sogenannten Mucilaginosa, den Schleimstoffdrogen. Solche Heilpflanzen setzt man ein, wenn die oberen Luftwege entzündet und wund sind, einen ständig Hustenreiz quält und das Husten schmerzt. Huflattich ist bei solch einem trockenen Husten sehr wohltuend, er besänftigt die gereizten Schleimhäute, lindert das Wundgefühl in Hals und Rachen und reduziert die Hustenattacken.

Ah!

Huflattich kann seine volle Heilkraft nur entfalten, wenn man gleichzeitig viel trinkt. Außerdem sollte man den Tee gut süßen, am besten mit Honig. Beides unterstützt die körpereigene Schleimproduktion, mit der Entzündungskeime bekämpft und aus dem Körper transportiert werden.

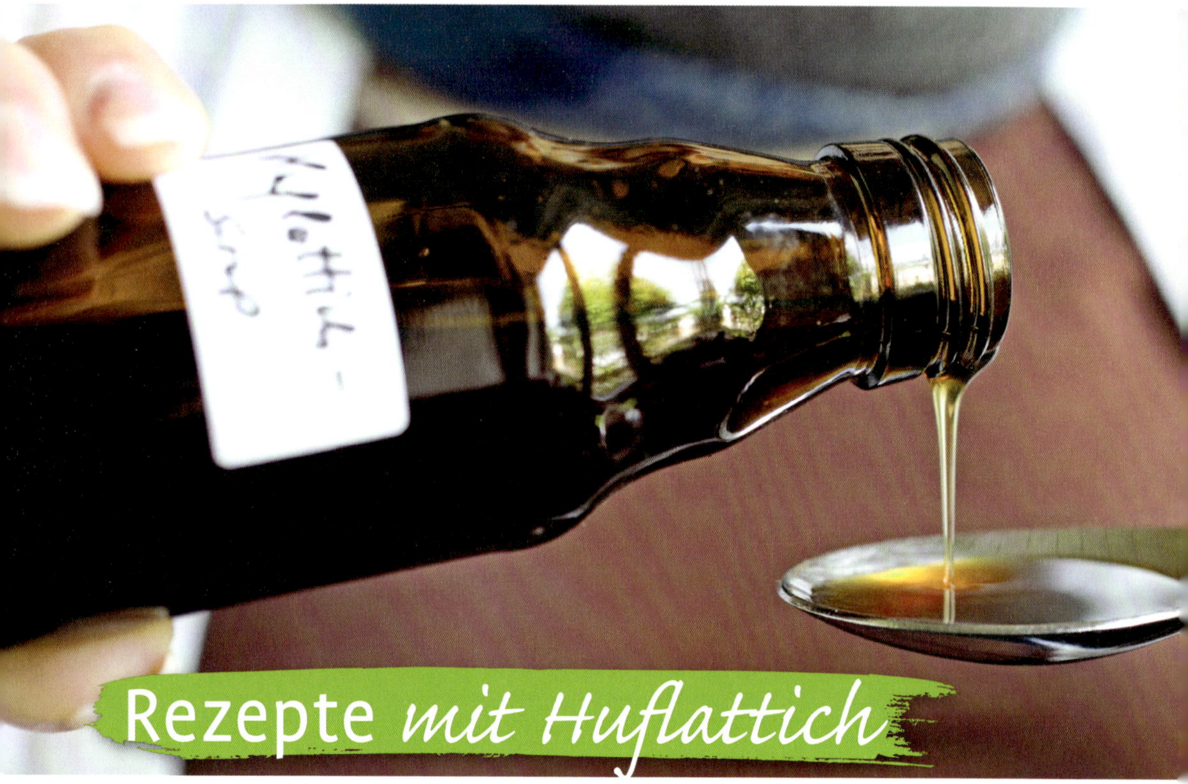

Rezepte *mit Huflattich*

*Huflattich*Gesichtswasser

Wessen Haut zu Entzündungen oder Akne neigt, kann dem mit Huflattich begegnen. Dank seiner Inhaltsstoffe wirkt er kühlend und erfrischend, lässt Entzündungen rasch abklingen und sorgt für Spannkraft und Frische.

- 5 EL getrocknete Huflattichblätter
- 500 ml Wasser
- 20 ml Alkohol (70 Vol.-%)

Huflattich mit heißem Wasser überbrühen, 10 Minuten ziehen lassen, abseihen. Nach dem Abkühlen Alkohol zufügen. In dunkler Schraubflasche im Kühlschrank aufbewahren und in 2 Wochen aufbrauchen. Hautstellen mit getränktem Wattepad betupfen oder das Pad auflegen.

*Huflattich*Tee

Wenn der Hals kratzt und Hustenreiz sich einstellt, kann ein Huflattichtee die Beschwerden lindern. Es gibt zwei Methoden der Zubereitung, davon jeweils 3-mal täglich 1 Tasse mit Honig gesüßt trinken.

- 1 TL getrocknete Huflattichblätter (vorzugsweise aus der Apotheke, frei von PA)
- 200 ml Wasser
- 1 EL Honig

1. Kaltansatz: Blätter mit kaltem Wasser übergießen und 4 Stunden ziehen lassen. Auf Trinktemperatur erwärmen, abseihen.
2. Heißaufguss: Wasser aufkochen, 2–3 Minuten abkühlen lassen. Blätter überbrühen, zugedeckt 5 Minuten ziehen lassen, abseihen.

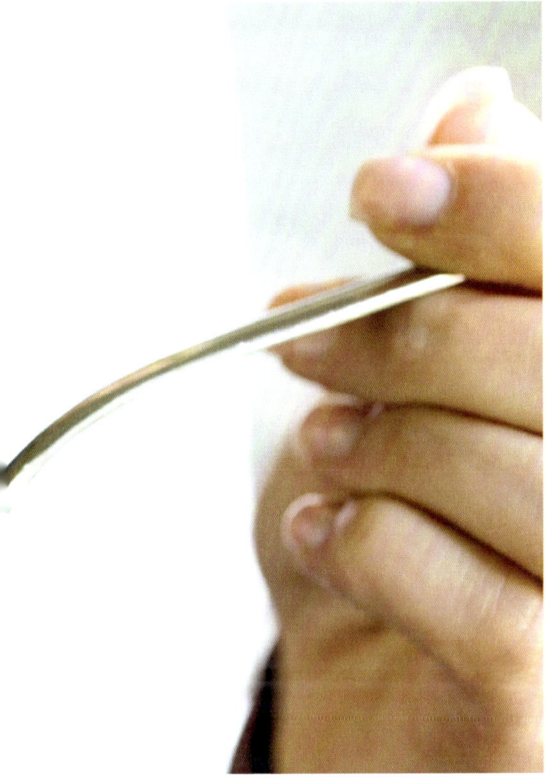

Huflattich Sirup

Früher rein aus den nektarsüßen Blüten des Huflattichs zubereitet, gewinnt man den Sirup heute besser ganz oder überwiegend aus den Blättern, die weniger Pyrrolizidinalkaloide enthalten.

- 1 große Handvoll frische Huflattichblätter (eventuell ½ Handvoll Huflattichblüten)
- 500 ml Wasser
- 1 Zitrone, unbehandelt
- 1 Orange, unbehandelt
- 300 g Honig

Huflattich grob zerkleinern und mit dem Wasser aufkochen. Schale und Saft von Zitrone und Orange zufügen. Alles bei milder Hitze 20–30 Minuten ohne Deckel simmern lassen, dabei immer wieder umrühren. Abseihen, die Flüssigkeit mit dem Honig verrühren (eventuell nochmals mild erwärmen) und in Schraubgläser füllen. Kühl und dunkel lagern. Bei Bedarf täglich mehrmals 1 TL einnehmen, langsam im Mund zergehen lassen.

Huflattich Fußbad

Schwere Beine? Müde Füße? Wunde Zehen? Ein Fußbad mit Huflattichauszügen bringt rasch Erleichterung und neuen Schwung.

- 1 große Handvoll frische Huflattichblätter
- 1 kleine Handvoll frische junge Spitzwegerichblätter
- 500 ml Wasser

Blätter zerkleinern, mit kaltem Wasser aufgießen, einige Stunden ziehen lassen. Mild erwärmen, abseihen und in eine große Schüssel geben. Mit lauwarmem Wasser auffüllen, Füße 10–15 Minuten darin baden.

Mein persönliches Highlight

Wenn schon Huflattich, dann gemischt mit anderen Kräutern – mein Hustentee besteht aus gleichen Teilen Spitzwegerich, Thymian, Königskerze und Huflattich. Schmeckt gut und tut gut.

Vogelmiere

So manchen Gärtner bringt die Vogelmiere an den Rand der Verzweiflung, weil sie sich durch nichts und niemanden ausrotten lässt. Vielleicht will das Kraut aber mit seiner Wuchsfreude nur darauf hinweisen, dass es unverzichtbar ist?

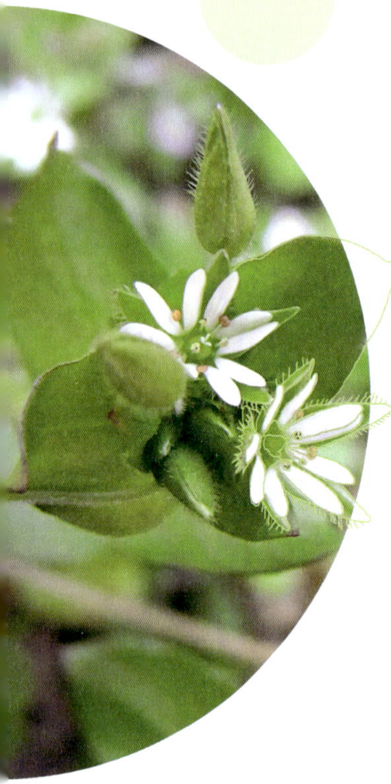

Kleine Vorstellungsrunde

So heißt sie botanisch → *Stellaria media*

So sieht sie aus → flach wachsende Staude mit runden, saftigen, nur einreihig behaarten Stängeln, gewöhnlich dichte Matten bildend; gegenständige, eiförmige, zugespitzte, frischgrüne Blätter; Knospen an langen, oft schlaff herabhängenden Stielen, winzige weiße Sternblüten, aus fünf tief eingeschnittenen Blütenblättchen; Blütezeit März bis November, je nach Witterung auch ganzjährig

Hier wächst sie → an sonnigen bis schattigen Stellen in Unkrautfluren, in Äckern, Gärten und Weinbergen

Nicht verwechseln mit → Wasserdarm (*Stellaria aquatica*), dessen Stängel unten vierkantig und glatt, oben rund und rundum behaart sind; Waldsternmiere (*Stellaria nemorum*) mit rundum behaarten Stängeln und bewimperten Blättern; Acker-Hornkraut (*Cerastium arvense*) mit behaarten Stängeln und behaarten, linealischen Blättern; dem giftigen Ackergauchheil (*Anagallis arvensis*), der aber vierkantige, unbehaarte Stängel hat, zinnoberrot blüht

So wirkt sie → allgemein vitalisierend, verdauungsfördernd, entzündungshemmend, auswurffördernd, kühlend, juckreizlindernd

Ernten: was, wann, wie?

Das frische Kraut, wann immer verfügbar, abschneiden und am besten unmittelbar verwenden. Zur Trocknung frische Triebspitzen schneiden und rasch, aber schonend trocken.

Grüne Kraft

Ein Ausbund an Vitalität, das ist die Vogelmiere. Denn wer rund 100 000 Samen pro Saison hervorbringen, selbst unter einer Schneedecke noch keimen und das ganze Jahr über wachsen und blühen kann, der muss schon über besondere Kräfte verfügen.

Vogelmiere ist ideal zur Unterstützung einer Diät oder bei der Frühjahrskur. In der modernen Medizin spielt sie kaum noch eine Rolle. Doch die Volksheilkunde weiß mit ihr umzugehen: Tee hilft gegen Husten und Asthma, Umschläge gegen Ausschläge und Rheuma, Salbe gegen Juckreiz und Wunden.

Zartes Pflänzchen ganz groß

Für die Aufzucht des lieben Federviehs, besonders als Futterpflanze für Küken, hat man die Vogelmiere schon immer geschätzt, für die eigene Gesundheit dagegen lässt man sie oft links liegen. Warum nur, wo doch so viel in dem zarten Pflänzchen steckt? Es ist reich an:

- Mineralstoffen, darunter vor allem Kalium, Magnesium und Eisen – und deshalb gut für Herz, Nerven und Blutbildung,
- Vitaminen, allen voran Vitamin A und Vitamin C – und deshalb wertvoll für Augen, Haut und Immunsystem,
- Saponinen und Schleimstoffen – und deshalb wohltuend bei Husten und Hautleiden,
- Kieselsäure und Gamma-Linolensäure – und deshalb wichtig für Gewebe und hilfreich bei Entzündungen.

So genügsam und doch so spendabel

Der wichtigste Vitalstoff, der einem bei diesem Kraut sofort ins Auge fällt, ist Chlorophyll. Grüne Power pur, das bekommt man mit einer Portion Vogelmiere. In der Wildpflanzenküche gilt sie daher als besonders bekömmlich, verdauungsanregend und abwehrstärkend. Vogelmiere schmeckt mild, nach jungen Erbsen, und macht sich hervorragend in Salaten und Gemüsegerichten.

Ah!

Die Vogelmiere heißt auch Hühner- oder Mäusedarm, da sie zum einen so verschlungen wächst, dass ihre Polster wie Gedärme aussehen. Zum anderen kann man aus ihren Trieben einen „Darm" herausziehen, wenn man sie vorsichtig bricht und auseinanderzieht. Das sind jedoch nichts anderes als Wasserleitbahnen.

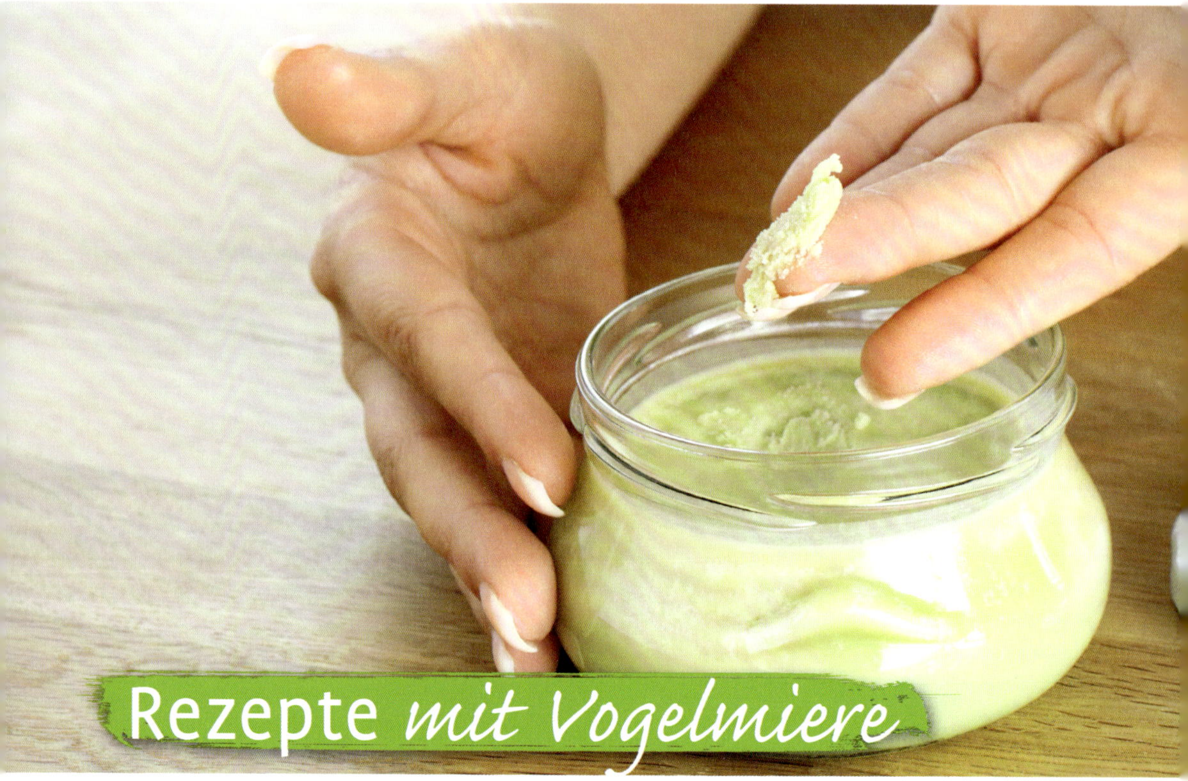

Rezepte *mit Vogelmiere*

*Vogelmieren*Salbe

Schuppenflechte, Neurodermitis, Ekzeme, Furunkel, Pickel, starker Juckreiz und schlecht heilende Wunden: In allen Fällen kann Vogelmiere in Salbenform helfen. Besonders wertvoll wird die Salbe, wenn man sie mit einem Auszugsöl zubereitet. In dringenden Fällen kann man direkt das Auszugsöl zum Einmassieren verwenden, wenn es weniger eilig ist, bringt man es mit Hilfe von Pflanzenfett und Bienenwachs in die richtige Konsistenz zum flächigen Auftragen.

- 1 Handvoll frisches Vogelmierenkraut
- 250 ml Oliven- oder Mandelöl
- 20 g Bienenwachs (in Pellets)
- 50 g Sheabutter oder Kakaobutter

Vogelmierenkraut gut trocken tupfen, klein hacken und in ein Gefäß geben, mit dem Öl übergießen. Verschließen und an einem dunklen, zimmerwarmen Ort 1–2 Wochen ausziehen lassen, dabei täglich einmal schütteln.
Öl abseihen, im Wasserbad erwärmen. Bienenwachs und Pflanzenfett zugeben, rühren, bis alles geschmolzen ist. In Salbentiegel abfüllen.

*Vogelmieren*Kompresse

Eine der schnellsten Rezepturen überhaupt: Wenn's juckt, ein paar Blättchen Vogelmiere abzupfen, zerquetschen und auf die Haut legen. Den austretenden Saft sanft verreiben. Schon lässt das Jucken spürbar nach.

VogelmierenTee

Ein Tee mit Vogelmiere wird zum Schleimlösen bei Husten, bei leichten Blasenentzündungen und für Umschläge bei Hautproblemen empfohlen. Noch besser wirkt er, wenn man weitere Heilkräuter zufügt und ihn sanft abkocht.

- 1 EL frisches Vogelmierenkraut
- 1 EL frische Spitzwegerichblätter
- 1 EL frischer Acker-Schachtelhalm
- 250 ml Wasser

Kräuter klein hacken, mit Wasser übergießen und erhitzen. Einmal aufkochen, dann 10–15 Minuten bei milder Hitze simmern lassen. Abseihen und trinken. 3-mal täglich 1 Tasse. Bei Halsweh mit lauwarmem Tee gurgeln.

VogelmierenSaft

Der frisch gepresste, rohe Saft aus der Vogelmiere leuchtet appetitlich grün und eignet sich gut zum Färben von Brötchen- oder Nudelteig. Über 3–4 Wochen täglich getrunken bringt er den Körper in Schwung. Als Basen bildendes Nahrungsmittel wirkt die Vogelmiere einer Übersäuerung entgegen, damit beugt sie chronischen Leiden wie Gicht, Arthrose, Rheuma, Neurodermitis, Schlafstörungen, Herzrhythmusstörungen oder Allergien vor. Ideal für eine erfrischende Frühjahrskur.

- 1 Handvoll frisches Vogelmierenkraut
- 100 ml stilles Mineralwasser
- etwas frischer Zitronensaft

Vogelmierenkraut mit einem schweren Messer klein hacken, damit sich die „Därme" im Innern der Stängel nicht ums Messer des Mixers oder Blitzhackers wickeln und den Motor in Mitleidenschaft ziehen. Mit Mineralwasser mischen und pürieren. Durch einen Tee- oder Kaffeefilter gießen, die Reste gut ausdrücken. Sofort mit wenigen Tropfen Zitronensaft mischen.

Mein persönliches Highlight

Ein grüner Smoothie! Vogelmiere, Giersch, Sauerampfer, Brennnessel, dazu Feldsalat, Kohlrabi, Gurke, Orange und Zitrone mit Wasser aufmixen. Sofort genießen. Das macht Laune!

Löwenzahn

Goldgelb tupft er die Wiesen **mit prachtvollen Blütenbällen**, bevor er silberne **Fallschirme** in alle Himmelsrichtungen entsendet – der Löwenzahn. Seine scharf gezähnten Blätter schrecken keinen, sondern sind **als Gesundkost** höchst willkommen.

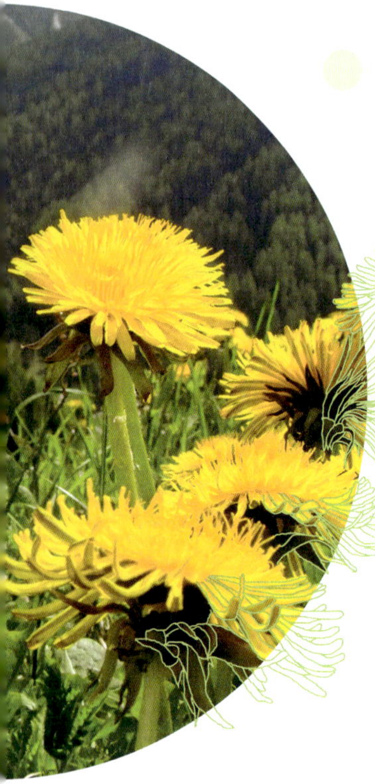

Kleine Vorstellungsrunde

So heißt er botanisch → *Taraxacum officinale*, *Taraxacum* sect. *Ruderalia*

So sieht er aus → handspannen- bis kniehohe krautige Pflanze mit tiefreichender, fleischiger Pfahlwurzel; Rosette aus mehr oder weniger tief gelappten bis gezähnten Blättern; goldgelbe Blütenkörbe auf hohlen, Milchsaft führenden Stängeln; kleine Früchte an Fallschirmchen, zur typischen „Pusteblume" vereint; Blütezeit April bis Mai, vereinzelte Nachblüte bis November

Hier wächst er → an sonnigen Stellen, auf nährstoffreichen Wiesen, Weiden, Rasenflächen, an Wegrändern

Nicht verwechseln mit → Herbst-Löwenzahn (*Leontodon autumnalis*) und Rauem Löwenzahn (*Leontodon hispidus*) mit verzweigten Blütenstielen; Ferkelkraut (*Hypochaeris radicata*) mit borstig behaarten Blättern; Wiesen-Pippau (*Crepis biennis*) ohne Milchsaft

So wirkt er → verdauungsfördernd, leber- und stoffwechselanregend, gallensaft- und harntreibend, allgemein stärkend

Ernten: was, wann, wie?

Blüten pflückt man voll erblüht im Mai und Juni, am späten Vormittag und nur an sonnigen Tagen, wenn deutlich Blütenstaub vorhanden ist. Zum Trocknen eignen sich die Blüten nicht, weil sie nachreifen und zu Pusteblumen werden. Blätter werden vor und während der Blüte geerntet, sie lassen sich gut trocknen. Wurzeln sticht man im Herbst oder zeitigen Frühjahr. Gereinigt und in Scheibchen geschnitten, lassen sie sich ebenfalls trocknen.

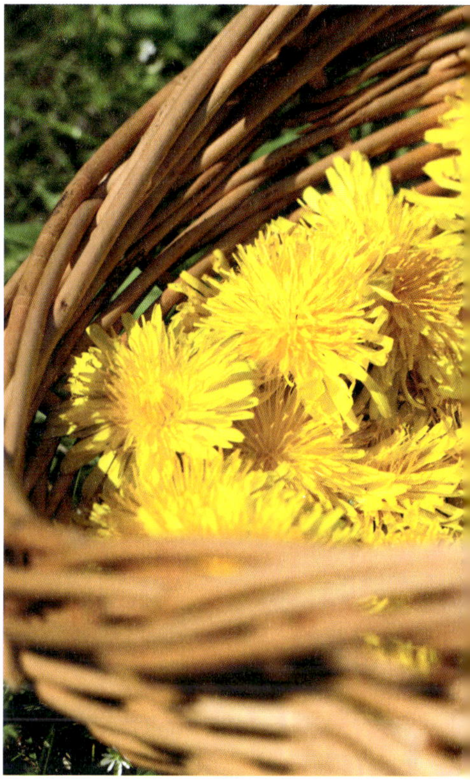

Von der Knospe bis zur Wurzel

„Ginseng des Westens“ rühmt man den Löwenzahn, gilt er doch als eines der Allround-Kräuter in Sachen Gesundheit. Sämtliche seiner Teile lassen sich heilkräftig nutzen – selbst die fliegenden Früchte an den seidigen Fallschirmen erheitern das Gemüt, wenn sie lustig im Wind segeln. Neben dieser Seelenpflege hat er noch eine Fülle weiterer Wohltaten zu bieten:

- Löwenzahn ist für eine Frühjahrskur unentbehrlich. Dank vieler Vitamine und Mineralstoffe bringt er den Stoffwechsel gehörig auf Touren.
- Löwenzahn regt mit seinen Bitterstoffen Leber und Galle an. Das wirkt entgiftend und entschlackend auf den Körper, vertreibt Müdigkeit und kann chronische Stoffwechselkrankheiten lindern.
- Löwenzahn enthält viel Kalium. Dies ist mitverantwortlich für seine kräftig harntreibende Wirkung.

Von wegen giftig

Milchstock, Milchblume, Millistöckl, diese Namen spielen auf den Milchsaft an, der den Löwenzahn zu Unrecht in Verruf gebracht hat, giftig zu sein. Vor allem aus den hohlen Blütenstielen und der Wurzel quillt nach Verletzung die weiße, zähe Flüssigkeit heraus. In ihr stecken besonders viele Bitterstoffe, die zwar, siehe oben, durchaus heilsam sind – in großen Mengen aber auch zu Übelkeit und Bauchschmerzen führen können.

Dank seines hohen Kaliumgehalts gilt Löwenzahn als eine der empfehlenswertesten Heilpflanzen für Wasserstoßtherapien.

Ah!

Löwenzahn enthält in seinen Wurzeln keine Stärke, sondern Inulin als Speicherstoff. Inulin beeinflusst den Blutzuckerspiegel nicht und ist daher gut für Diabetiker. Es wirkt als Ballaststoff, fördert also die Verdauung, und ist Futter für Darmbakterien. Indirekt gilt Inulin als Stärkungsmittel fürs Immunsystem, das sich zu einem Großteil in einem gesunden Darm gründet.

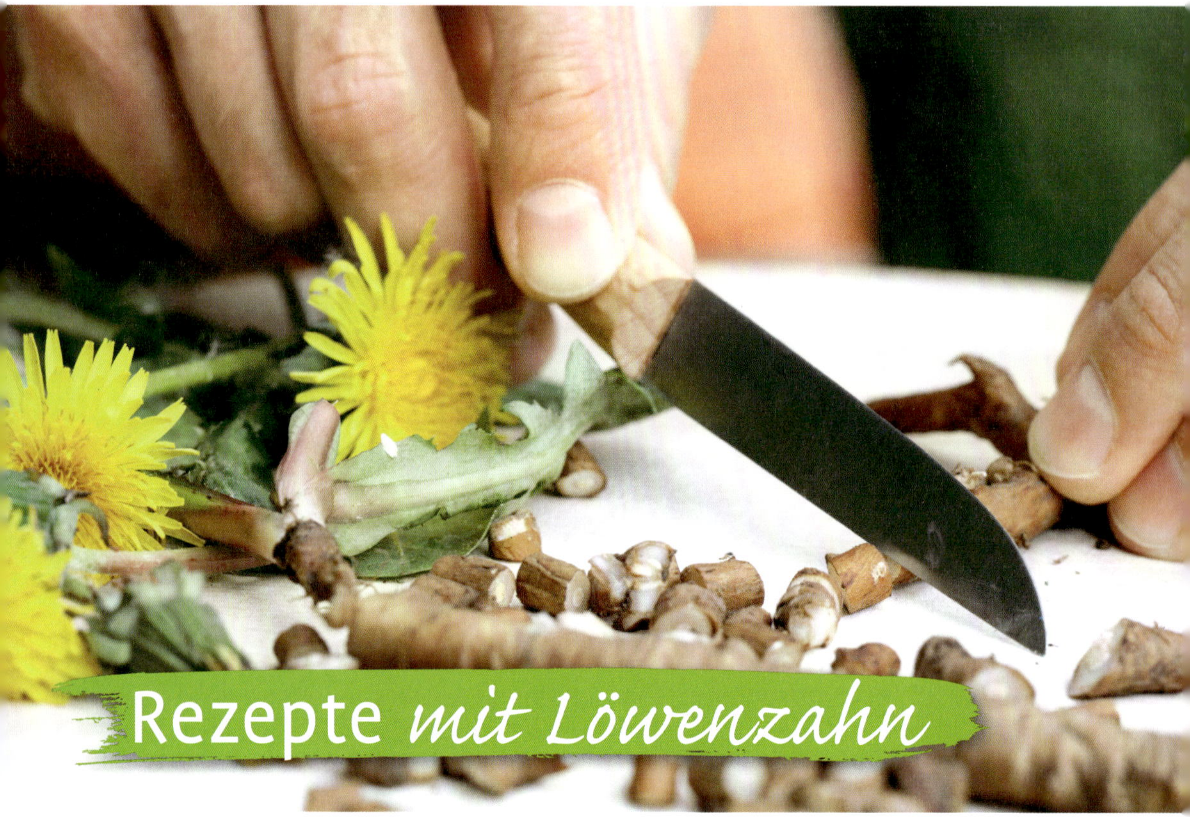

Rezepte mit Löwenzahn

LöwenzahnBlütenwein

Eine milde Variante zur Anregung von Appetit und Verdauung, sehr gut als Aperitif geeignet. Für eine Frühjahrskur über 3 Wochen täglich 1 kleines Glas genießen.

- 1 große Handvoll frisch gepflückte Löwenzahnblüten
- 0,7 l Weißwein
- Schale von ½ unbehandelten Zitrone

Löwenzahnblüten aus den grünen Hüllblättern auszupfen (Handschuhe anziehen, das beugt Verfärbungen vor). In eine weithalsige Flasche geben, mit dem Wein übergießen. Zitronenschale dazu, verschließen. Im Kühlschrank 5–7 Tage ziehen lassen, dann abseihen und umfüllen. Kühl lagern.

LöwenzahnFitnesstee

Wer an Rheuma, Arthrose, Gicht, Antriebslosigkeit leidet oder ganz einfach seinem Körper im Frühjahr etwas Gutes tun möchte, führt eine Kur mit Löwenzahntee durch.

- 1 EL frische oder 1 TL getrocknete Löwenzahnblätter
- 1 EL frische oder 1 TL getrocknete Löwenzahnwurzel
- 200 ml Wasser

Löwenzahnblätter und -wurzeln gut zerkleinern, mit kaltem Wasser übergießen. Zum Kochen bringen, dann 10 Minuten ziehen lassen, abseihen und trinken. Über 3 Wochen täglich 2–3 Tassen trinken.

LöwenzahnMagenbitter

Nicht nach, sondern schon vor dem Essen, und zwar eine Viertelstunde früher, trinkt man ein kleines Glas Magenbitter. Das bringt alle Verdauungssäfte zum Fließen, angefangen beim Speichel über Magensaft, Bauchspeicheldrüsensekret bis hin zur Gallenflüssigkeit.

- 2 EL getrocknete Löwenzahnwurzeln
- 2 EL getrocknetes Schafgarbenkraut
- 2 EL getrocknetes Beifußkraut
- 500 ml Wodka oder Doppelkorn (40 Vol.-% Alkohol)

Alle Kräuter zerkleinern, in eine weithalsige Flasche füllen und mit dem Alkohol übergießen. Verschlossen an einen dunklen, zimmerwarmen Ort stellen. Täglich 1-mal schütteln, nach 2–3 Wochen abseihen. Nach Bedarf in kleinen Portionen einnehmen.

Frischer Saft aus Löwenzahn

Um in den Genuss der vollen Power aus dem Löwenzahn zu kommen, ist ein frisch gepresster Saft ideal. Junge Blätter, gerne auch ein paar Blütenköpfe dazu, ergeben einen Vitaltrunk Marke „extra gut". Im Frühling über ein paar Tage jeweils 1 Glas davon getrunken putzt den Körper gut durch, reinigt von innen und sorgt für neuen Schwung.

- 1–2 Handvoll frische Löwenzahnblätter
- 5 voll erblühte Löwenzahnköpfe

Löwenzahn grob zerkleinern, in einen leistungsstarken Entsafter oder eine Graspresse geben. Saft auffangen und sofort genießen, eventuell mit ein paar Tropfen Zitronensaft verfeinern.

Täglich über 2–3 Wochen 1 Portion (je 50 ml) frisch gepressten Saft trinken.
Wichtig: Den kostbaren Presssaft in ganz kleinen Schlucken langsam zu sich nehmen, am besten auf nüchternen Magen.

LöwenzahnSpültee

Bettseicher heißt der Löwenzahn auch, weil er so kraftvoll den Harn treibt. Gerade richtig für eine Wasserstoßtherapie, um die Nieren durchzuspülen, um Stein- und Grießbildung vorzubeugen und zur Unterstützung bei Harnwegsinfekten.

- 2 EL frische oder 1 TL getrocknete Löwenzahnblätter
- 1,5 l Wasser

Löwenzahnblätter zerkleinern und mit 200 ml kaltem Wasser übergießen. Zum Kochen bringen und 15–20 Minuten ziehen lassen. Das restliche Wasser erwärmen, mit dem abgeseihten Löwenzahnsud mischen. Innerhalb von 20–30 Minuten trinken. Bald kommt es zu einer starken Wasserausscheidung.

Mein persönliches Highlight

Ein Löwenzahnsalat ist fix zubereitet und sehr schmackhaft. Junge Blätter, Knospen und Blüten mische ich mit Blattsalaten, dazu noch Radieschenscheiben oder Kohlrabistifte und ein leckeres Dressing.

Spitzwegerich

Wie wunderbar, dass dieses Kraut stets zur Stelle ist. Spitzwegerich hilft bei vielen Wehwehchen. Man müsste ihm einen Heiligenschein verleihen, wenn er nicht schon einen trüge: Weiße Staubbeutel umkränzen seine Blütenstände.

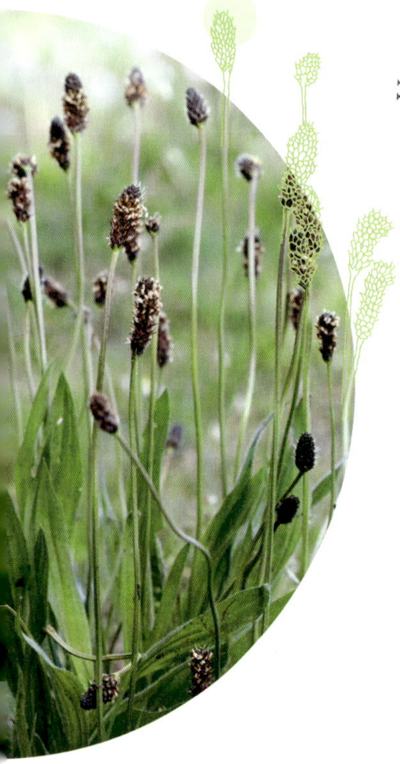

Kleine Vorstellungsrunde

So heißt er botanisch → *Plantago lanceolata*

So sieht er aus → Handspannenhohes Kraut mit dichter Rosette aus langen, schmalen Blättern, die spitz zulaufen und auf der Rückseite 3–9 kräftige, parallel verlaufende Adern zeigen; unscheinbare Blüten in kurzen, kugeligen bis spitzkegeligen Ähren mit vielen langgestielten weißen Staubgefäßen; Blütezeit Mai bis September

Hier wächst er → an sonnigen Stellen auf nährstoffreichen Wiesen und Weiden, entlang von Wegen und Feldern

Nicht verwechseln mit → Breitwegerich (*Plantago major*) und Mittlerem Wegerich (*Plantago media*), beide jedoch mit breiteren Blättern und ebenso nutzbar

So wirkt er → reizlindernd, entzündungshemmend, antibakteriell, hustenstillend, wundheilungsfördernd, gewebefestigend, immunsystemstärkend

Ernten: was, wann, wie?

Junge Blätter, vorzugsweise im Frühling vor der Blüte, an trockenen Tagen. Vorsichtig transportieren und sofort zum Trocknen auslegen, es dürfen keine Druckstellen entstehen. Schonend, aber rasch trocknen, am besten in einem Dörrapparat. Verfärben sich die Blätter schwarz, sind sie wertlos.

Ein Hoch auf die Gewöhnlichkeit

Einer der größten Vorzüge des Spitzwegerichs, der wegen seiner markanten Blattnerven auch Aderkraut heißt: Er ist fast überall und jederzeit zur Hand ist. Außerdem ist er schier unverwechselbar, seine typischen Lanzenblätter erkennt man sofort.

Spitze Blätter sind einfach spitze

So gut erkennbar, hat man im Spitzwegerich eines der stärksten pflanzlichen Antibiotika stets griffbereit: Denn so wie er sich selbst vor Keimen und Krankheiten schützt, kann er dem Menschen bei bakteriellen Infektionen helfen.

Achtung! Wer auf Spitzwegerichpollen mit Heuschnupfen reagiert, sollte ihn als Heilpflanze meiden.

Schon Hieronymus Bock, einer der großen Kräuterväter, beschreibt den Wegerich in seinem berühmten Kräuterbuch von 1551 als eine der „brauchlichsten artzneien", die „alle verserung des leibs" heilt. Auch die moderne Wissenschaft hält viel vom Spitzwegerich. Das Herbal Medicinal Product Committee (HMPC), das in Europa die Zulassung pflanzlicher Arzneimittel prüft, stuft ihn als traditionelles pflanzliches Arzneimittel zur Stärkung der Atemwege und zur Linderung von Schleimhautreizungen im Mund- und Rachenraum und damit verbundenem trockenem Reizhusten ein.

Starkes Kraut, macht einfach stark

Schleimstoffe, Gerbstoffe, Flavonoide, Bitterstoffe, Iridoide, Saponine, Kieselsäure, Vitamine (vor allem C und B), Mineralstoffe (besonders Zink und Kalium) – die Liste könnte aus einer Apotheke stammen. Das alles und noch mehr steckt in den Blättern des Spitzwegerichs. Seine Stärke liegt darin, dass er stark macht. Er festigt das Gewebe, insbesondere Lunge, Schleimhäute und Haut, und er steigert die körpereigene Abwehr: Spitzwegerich gilt als erstklassiges Immunstimulanzium. In der Hauptsache vertraut man ihm aber bei Husten. Von der modernen Medizin wird Spitzwegerich auch Kindern gerne verordnet.

Ah!

Ein Heißaufguss vom Spitzwegerich, obwohl häufig empfohlen, ist ungeeignet, um ihm seine volle Heilkraft zu entlocken. Durch Hitze werden pflanzeneigene Enzyme zerstört, die den antibakteriellen Inhaltsstoff Aucubin in seine wirksame Form Aucubigenin überführen. Außerdem gehen durch Überbrühen oder Kochen reizlindernde Schleimstoffe verloren. Ein Kaltauszug, etwa der Erdkammersirup, erhält dagegen alle wertvollen Inhalte.

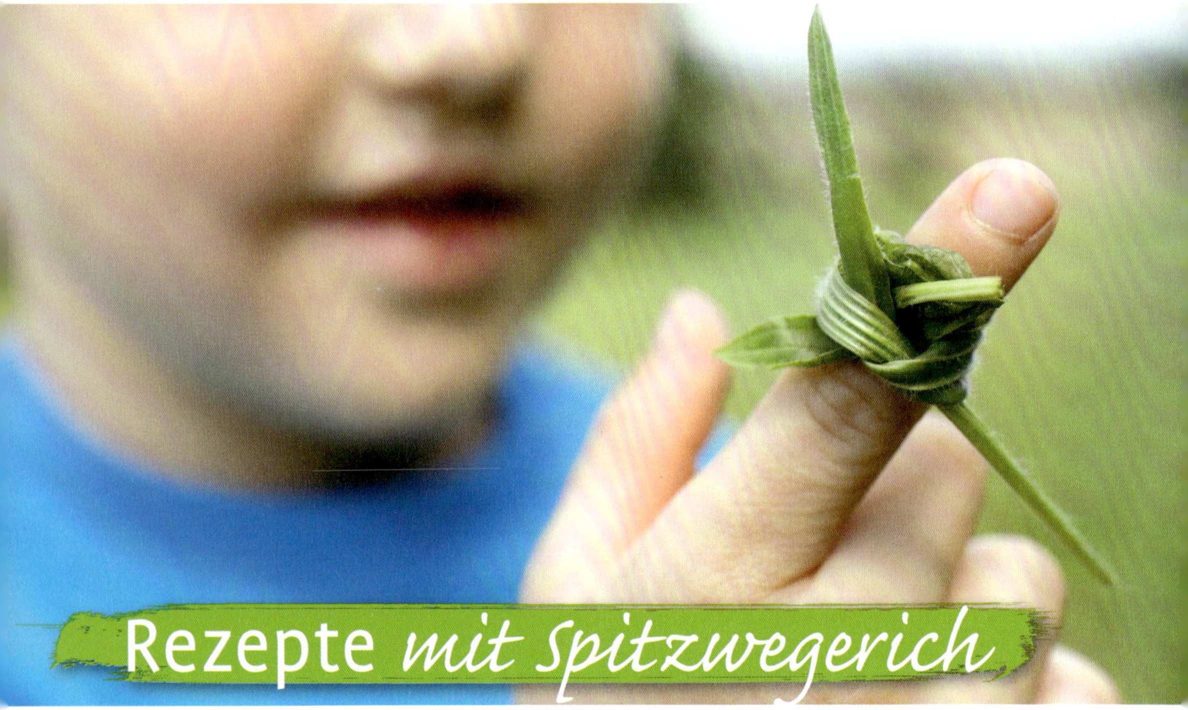

Rezepte mit Spitzwegerich

„WiesenPflaster“

Von der Mücke gestochen? An Brennnesseln gebrannt? Kein Problem, da weiß inzwischen schon fast jedes Kind Rat. Der Spitzwegerich hilft sofort, als Indianer- oder Wiesenpflaster.

1–2 frische junge Spitzwegerichblätter in der Hand knautschen und zusammenknüllen, bis Saft austritt. Diesen Saft auf die juckende oder schmerzende Hautstelle streichen. Oder die zerknautschten Blätter mit einem weiteren Blatt abdecken und mit einer Mullbinde fixieren.
Saft aus Spitzwegerichblättern kann man auch zur Notversorgung auf frische Schnittwunden träufeln. Das stillt den Blutfluss, bewahrt vor Entzündung und beschleunigt die Heilung.

SpitzwegerichTinktur

Besser als ein Heißaufguss entfaltet eine Tinktur aus Spitzwegerichblättern ihre breitgefächerte Wirkung. Sie lässt sich gut aufheben und kann auch Kindern verabreicht werden. Die geringe Menge Alkohol, verdünnt in Saft oder Tee eingenommen, wird bei älteren Kindern als unschädlich angesehen.

- 2–3 gehäufte EL frische Spitzwegerichblätter
- 200 ml Alkohol (70 Vol.-%)

Blätter quer zur Aderung fein schneiden, in ein Schraubglas füllen und mit dem Alkohol übergießen. Verschlossen an einen dunklen, zimmerwarmen Ort stellen, täglich schütteln. Nach 1–2 Wochen absieben. Dunkel und kühl aufbewahren. Bei Husten 3-Mal täglich 10–20 Tropfen einnehmen, bei Juckreiz oder zur Wundheilung einen mit Tinktur getränkten Wattebausch auf die Haut auflegen.

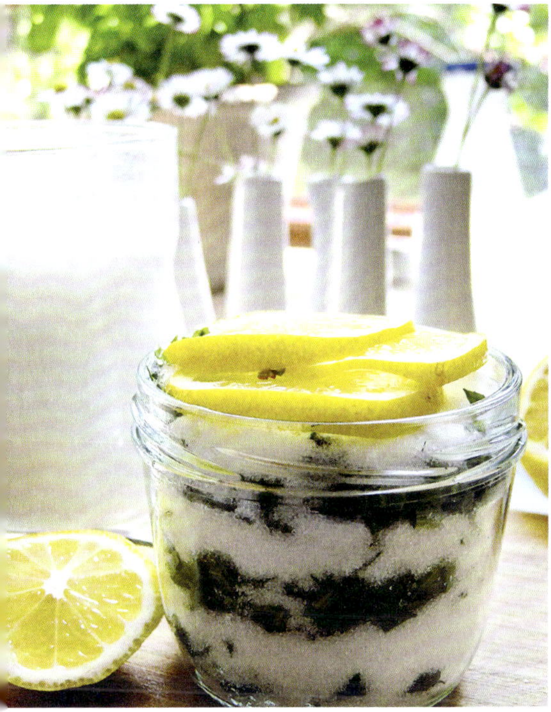

Der Zucker bzw. Honig hat sich nun mit den Blättern zu einem Sirup verbunden. Sind noch viele Blattreste erhalten, die Flüssigkeit absieben. Von diesem Sirup, der bei kühler und dunkler Lagerung maximal 1 Jahr haltbar ist, nimmt man bei Husten und Heiserkeit mehrmals täglich 1 TL ein.

HustenBonbons

Allein das Lutschen beruhigt bei Husten die gereizten Schleimhäute, lindert die Beschwerden und unterdrückt den quälenden Hustenreiz. Zubereitet sind die Bonbons ganz fix, da dürfen Kinder sogar helfen – aber Vorsicht, die Karamellmasse ist sehr heiß.

- 50 g frische oder 25 g getrocknete Spitzwegerichblätter
- 1 gestrichener TL Fenchelsaat
- 250 ml Wasser
- 400 g Zucker
- 25 g Butter

Spitzwegerichblätter ganz fein schneiden. Fenchel im Mörser anstoßen. Kräuter mit dem Wasser mischen und zum Kochen bringen. Bei milder Hitze 20–30 Minuten unter stetigem Rühren simmern lassen. Absieben, Zucker und Butter in den Sud rühren. So lange einkochen, bis eine zähflüssige Masse entsteht. Von der Masse kleine Portionen auf ein mit Backpapier ausgelegtes Blech tropfen. Nach kurzem Abkühlen daraus Bonbons formen, solange die Masse noch formbar ist. Tipp: Die Bonbons kleben gerne zusammen, deshalb am besten einzeln in Zellophan verpacken oder in Puderzucker wälzen.

ErdkammerSirup

Auf ihn schwören viele, den sagenhaften Erdkammersirup. Er heißt so, weil der Ansatz vergraben im Boden reifen muss. Das lässt sich heute aber auch im Kühlschrank durchführen. Es kommt auf eine gleichmäßig niedrige Temperatur an, damit alle wertvollen Inhaltsstoffe erhalten bleiben.

Frische Spitzwegerichblätter grob hacken und in einer 1 cm dicken Schicht in ein Glas füllen. 1 cm hoch mit Zucker oder flüssigem Honig bedecken. Diese Schichtung wiederholen, bis das Glas gefüllt ist, mit Zucker oder Honig abschließen. Das Glas verschließen, in einen Kunststoffbeutel verpacken und in ein etwa 50 cm tiefes Erdloch stellen. Mit einem Brettchen abdecken und mit Erde auffüllen. Die Stelle markieren und nach 3 Monaten wieder ausgraben. Alternativ den Ansatz in den Kühlschrank stellen.

Gänseblümchen

Wer im **Frühjahr** die ersten drei Gänseblümchen verspeist, wird im restlichen Jahr von Zahnschmerzen und Fieber verschont, heißt es **nach altem Volksglauben**. Ob's stimmt, muss jeder selbst nachprüfen. Oder man verlässt sich auf die anderen **Vorzüge** des Gänseblümchens.

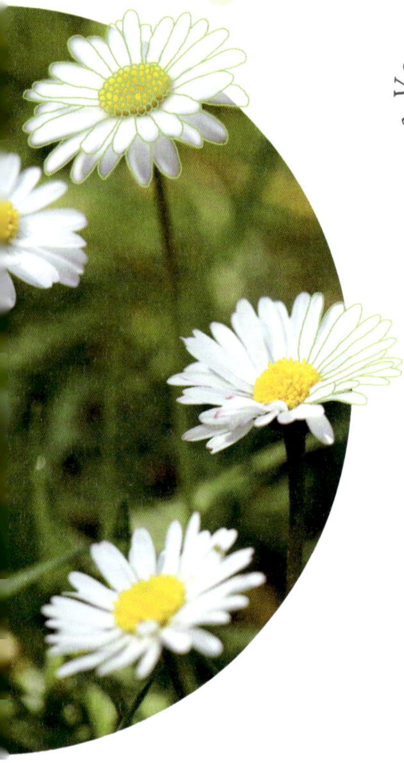

Kleine Vorstellungsrunde

So heißt es botanisch → *Bellis perennis*

So sieht es aus → knöchelhohes Kraut mit dichter Rosette aus rundlichen bis spatelförmigen Blättern mit nur einem Mittelnerv; Blütenkörbchen einzeln auf dünnen Stielen, mit weißen bis rosafarbenen Zungenblüten rund um die goldgelbe Mitte; Blütezeit März bis Oktober, je nach Witterung auch ganzjährig

Hier wächst es → an sonnigen Stellen in Wiesen und Rasenflächen

Nicht verwechseln mit → Feinstrahl (*Erigeron annuus*), der jedoch viel höher wird und sehr feingliedrige Blütenköpfchen an verzweigten Stängeln trägt

So wirkt es → zusammenziehend, entzündungshemmend, schleimlösend, auswurffördernd, schmerzlindernd, juckreizstillend, stoffwechselfördernd

Ernten: was, wann, wie?

Die voll erblühten Blütenköpfchen ohne Stängel ganzjährig für den Sofortgebrauch, zum Trocknen vorzugsweise von April bis Juni. Blätter zum Frischverzehr von März bis Oktober, dazu am besten die komplette Blattrosette mit einem scharfen Messer knapp über dem Wurzelansatz abschneiden.

Allerweltsblümchen

Ob wohl der Himmel seine Sterne zu Boden fallen ließ, damit die Kinder ihr liebstes Blümchen allüberall finden? Denn das Gänseblümchen ist wirklich eine wahre Kinderpflanze. Von der modernen Medizin unbeachtet, findet das Maßliebchen oder Tausendschönchen, wie das bescheidene Kraut auch genannt wird, nur bei Eingeweihten in der Pflanzenheilkunde noch Aufmerksamkeit. Sie gilt als die milde, kindgerechte Variante zu den großen, energischen Schwestern Ringelblume (*Calendula officinalis*) und Arnika (*Arnica montana*).

- Gänseblümchen nimmt man zur Behandlung von Hautleiden wie Milchschorf, Akne, Furunkeln, Ekzemen, Geschwüren, aber auch bei Prellungen, Zerrungen und Verstauchungen.

- Gänseblümchen äußerlich angewandt, und man wird wieder schön wie das Blümchen selbst. Die zusammenziehenden, reizlindernden Eigenschaften des Gänseblümchens helfen, juckende, entzündete und wunde Haut zu besänftigen.

- Gänseblümchen innerlich eingenommen lassen einen aufblühen wie die Blüten. Sie fördern den Stoffwechsel und die Blutbildung, wirken entgiftend, machen schön von innen heraus.

Frisch gepresster Gänseblümchensaft hilft auch gegen Lippenherpes. Ein paar Tröpfchen davon auf die erkrankten Hautstellen, und der Herpes heilt schneller ab.

Allerweltsheil

Früher schrieb man dem Gänseblümchen die Heilung jeglicher Krankheiten zu. Wenn das auch nicht haltbar ist, hat sich das Gänseblümchen außer zur Hautpflege und -heilung bei Atemwegserkrankungen verdient gemacht. Mit seinen Saponinen löst es festsitzenden Schleim in den Bronchien und erleichtert das Abhusten. Mit Gerbstoffen und Flavonoiden bekämpft es Entzündungen. Und nicht zuletzt hilft einem das Gänseblümchen immer wieder auf die Sprünge, indem seine anmutigen Blütengesichter einen zum Strahlen bringen. Frühlingskost ohne Gänseblümchen? Undenkbar. Nur bei bestehender Korbblütlerallergie darf man die wertvolle Heilpflanze nicht anwenden.

Ah!

Gänseblümchen öffnen ihre Blütenköpfchen morgens und schließen sie abends wieder. Dieses Verhalten ist temperaturabhängig. Es lässt sich bei gepflückten und selbst noch bei getrockneten Blüten wiederholen: Wer ein geschlossenes Köpfchen vorsichtig auf eine Tasse heißen Tee legt, dem blüht das Blümchen vor den eigenen Augen wieder auf.

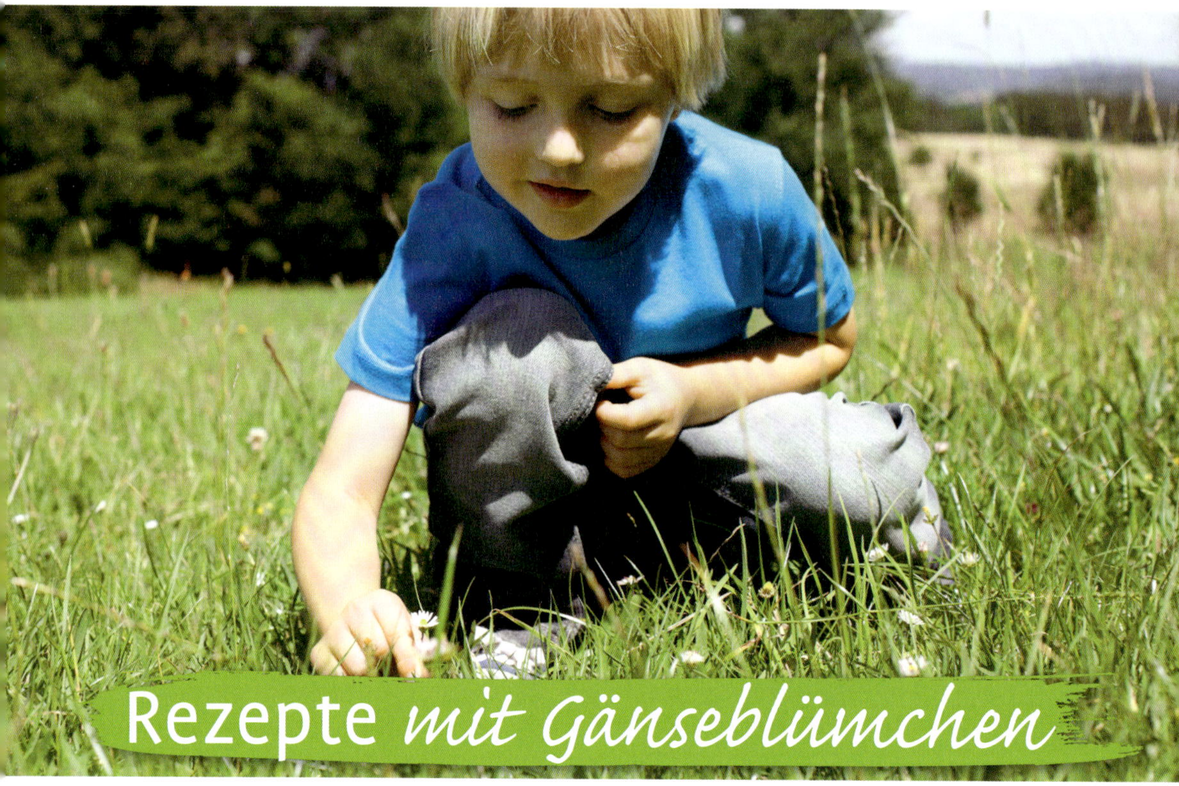

Rezepte *mit Gänseblümchen*

*Gänseblümchen*Tee

Zur Linderung bei Husten, zum Lösen von Hustenschleim, ebenso zur Entschlackung und zur Hautreinigung von innen bestens geeignet: ein heißer Aufguss mit Gänseblümchen.

- 1 EL frische oder 1 TL getrocknete Gänseblümchenblüten
- 200 ml Wasser

Gänseblümchen mit heißem Wasser überbrühen, zugedeckt 5 Minuten ziehen lassen, abseihen. 2- bis 3-mal täglich 1 Tasse trinken. Für Hautwaschungen oder Umschläge den Tee 10 Minuten ziehen lassen. Mit dem Sud ein Baumwolltuch tränken, als Kompresse oder Umschlag noch warm 10–15 Minuten auf die Haut auflegen.

*Frischpflanzen*Auflage

Ein Blütenköpfchen oder ein sauberes frisches Blatt vom Gänseblümchen haben schon in vielen Fällen erste Hilfe geleistet.

Ein frisches Gänseblümchenblatt kräftig zwischen den Fingern walken, bis Feuchtigkeit austritt. Mit diesem Saft lässt sich der Juckreiz nach einem Mückenstich lindern.
Um einen schmerzhaften Bluterguss zu behandeln, braucht man etwas mehr Saft. 1 Handvoll Blätter grob zerkleinern, mit wenig Wasser im Mixer pürieren. Alles in ein dicht gewebtes Baumwolltuch geben. Tuch zu einem Päckchen zusammenlegen, tropfnass auf die Hautstelle auflegen. 10–15 Minuten einwirken lassen.

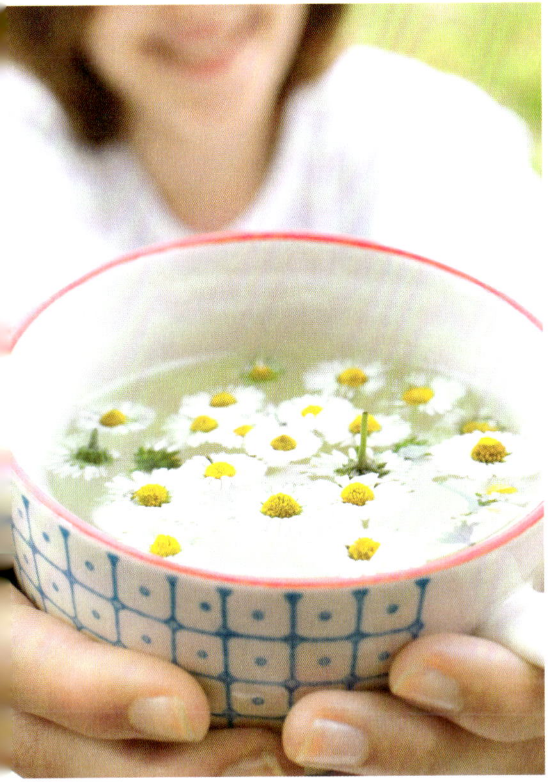

*Gänseblümchen*Gesichtsmaske

Das hilft strapazierter Haut wieder auf die Sprünge, regt die Durchblutung an und bringt Pickel zum Verschwinden. Die Maske kann flächig aufs ganze Gesicht oder auch nur punktuell auf entsprechende Stellen am Körper aufgebracht werden.

- 2–3 EL frische oder 1 EL getrocknete Gänseblümchen
- 100 ml Wasser
- 2 EL Hafer- oder Weizenkleie
- 1 TL flüssiger Honig

Gänseblümchen mit siedendem Wasser übergießen, 20 Minuten ziehen lassen, dann abseihen und gut ausdrücken. 3–4 EL vom noch warmen Sud mit der Hafer- oder Weizenkleie und dem Honig gut verrühren, diese Mischung aufs Gesicht auftragen und 10 Minuten einwirken lassen. Mit reichlich lauwarmem Wasser abwaschen. Bei entzündlicher, gereizter Haut 3–4 EL vom warmen Gänseblümchensud mit 2–3 EL Sauerrahm und 1 EL Weizenkleie mischen.

*Gänseblümchen*Saft

Frisch in den Frühling: Mit Gänseblümchen fällt das ganz leicht. Junge Blätter, Knospen und Blüten stecken voller Vitalität, die möchte man gerne verinnerlichen.

Reichlich frische Gänseblümchenblätter und -blüten mit wenig stillem Mineralwasser im Mixer pürieren, nach Wunsch ein paar Tropfen frischen Zitronensaft hinzufügen und sofort verbrauchen. Zur Frühjahrskur über maximal 3 Wochen täglich 1 EL davon pur genießen oder mit Joghurt, Buttermilch oder Orangensaft mischen. Bei Husten zur Unterstützung der Heilung täglich bis zu 5-mal einen TL einnehmen, nach Wunsch mit etwas Honig gesüßt.

Mein persönliches Highlight

Das Gänseblümchen ist so etwas wie die „Arnika der Gebärmutter". Mit Frauenmantel und Hirtentäschel mischt man einen Rückbildungstee. Gänseblümchen helfen auch bei starker, schmerzhafter Menstruation.

Hirtentäschel

Bunt zeigt sich der Frühling. Goldgelbe Schlüsselblumen, violette Leberblümchen, purpurfarbene Taubnesseln. Da fällt ein **bescheidenes Blümchen** wie das Hirtentäschel mit seinen winzigen weißen Blüten kaum auf. Und doch steckt **Großes** in diesem Kraut.

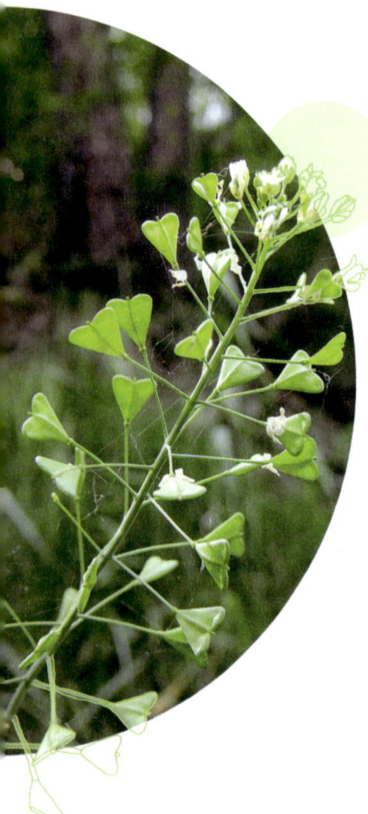

Kleine Vorstellungsrunde

So heißt es botanisch → *Capsella bursa-pastoris*

So sieht es aus → knöchel- bis kniehohes, ein- bis zweijähriges Kraut; dem Boden anliegende Rosette aus tief gekerbten oder gezähnten Blättern; Stängel mit wenigen, schmalen Blättchen, oben eine Traube aus weißen, vierteiligen Blütchen; herzförmige bis dreieckige Früchte unterhalb der Blüten reifend; Blütezeit März bis Oktober, bei entsprechender Witterung auch ganzjährig

Hier wächst es → an sonnigen Stellen entlang von Wegen, Ackerrainen, auf Schuttflächen, Böschungen, in Gärten

Nicht verwechseln mit → den Blattrosetten des Löwenzahns (*Taraxacum officinale*), außerhalb der Blütezeit

So wirkt es → blutstillend, regulierend auf die Monatsblutung, wehenfördernd, wassertreibend, je nach Dosis blutdrucksenkend oder -steigernd

Ernten: was, wann, wie?

Das Kraut, also die Blattrosetten samt Blüten- und Fruchtstielen, pflückt man bevorzugt im Frühjahr, nachdem das Hirtentäschel frisch ausgetrieben ist. Die Ernte ist aber auch ganzjährig möglich. Vorsicht: Häufig ist das Kraut von einem weißlichen, mehligen Belag überzogen, das deutet auf Pilzbefall hin – solche Pflanzen dürfen nicht verwendet werden! Das frische Kraut sollte man umgehend verarbeiten, da es rasch an Wirksamkeit verliert.

Schau mir in die Blüten, Kleines

Sobald es warm wird, breitet das Hirtentäschel seine Blattrosetten über den Boden. Ganz akkurat stehen die tief gezackten Blätter in der Runde. Aus ihrer Mitte sprießt ein Stängel empor, an dessen Spitze sich sogleich viele Blüten im Miniaturformat entfalten. Zunächst bilden diese kleinen weißen Blüten eine duftige Halbkugel. Später streckt sich der Stängel, und die Blüten stehen nun mehr in einer lockeren Traube. Unter den Blüten reifen sofort die Früchte: kleine herzförmige bis dreieckige Schötchen, die an dünnen Stielen seitlich abstehen. Die Früchte gaben dem Kraut seinen Namen, weil sie aussehen wie die Taschen der Hirten in alten Zeiten. Von früher her ist auch die Heilkraft bekannt, die in dem Pflänzchen steckt:

Mit dem hohen Vitamin-C-Gehalt stärkt das Kraut die Abwehrkräfte, die Mineralien regen den Stoffwechsel an, die Senfölverbindungen, Flavonoide und Saponine fördern Wasserausscheidung und Verdauung.

- Es wirkt blutstillend.
- Es aktiviert die Muskelkontraktion im Unterleib und fördert die Wehen.
- Es hat einen mild entwässernden Effekt.
- Es senkt oder steigert den Blutdruck, je nach Dosierung.

Der Beginn einer wunderbaren Freundschaft

Seit dem Mittelalter ist das Hirtentäschel hauptsächlich den Frauen als Heilkraut bekannt. Es stoppt neben Nasenbluten und oberflächlichen Hautabschürfungen vor allem Monatsblutungen. Typische Einsatzgebiete sind Menorrhagien (verlängerte Monatsblutungen) und Metrorrhagien (Zwischenblutungen). Das beruht wohl auf einem Inhaltsstoff, der wie das Kuschelhormon Oxytocin im menschlichen Körper wirkt.

Ah!

Bevor man Hirtentäschel als Heilpflanze bei Störungen der Menstruationsblutung einsetzt, sollte man zuerst die Ursache der Beschwerden von einem Arzt abklären lassen. Schwerwiegende organische Störungen zum Beispiel kann man allein mit Hirtentäschel nicht heilen. Während einer Schwangerschaft ist Hirtentäschel überhaupt nicht angebracht – es könnte vorzeitige Wehen auslösen.

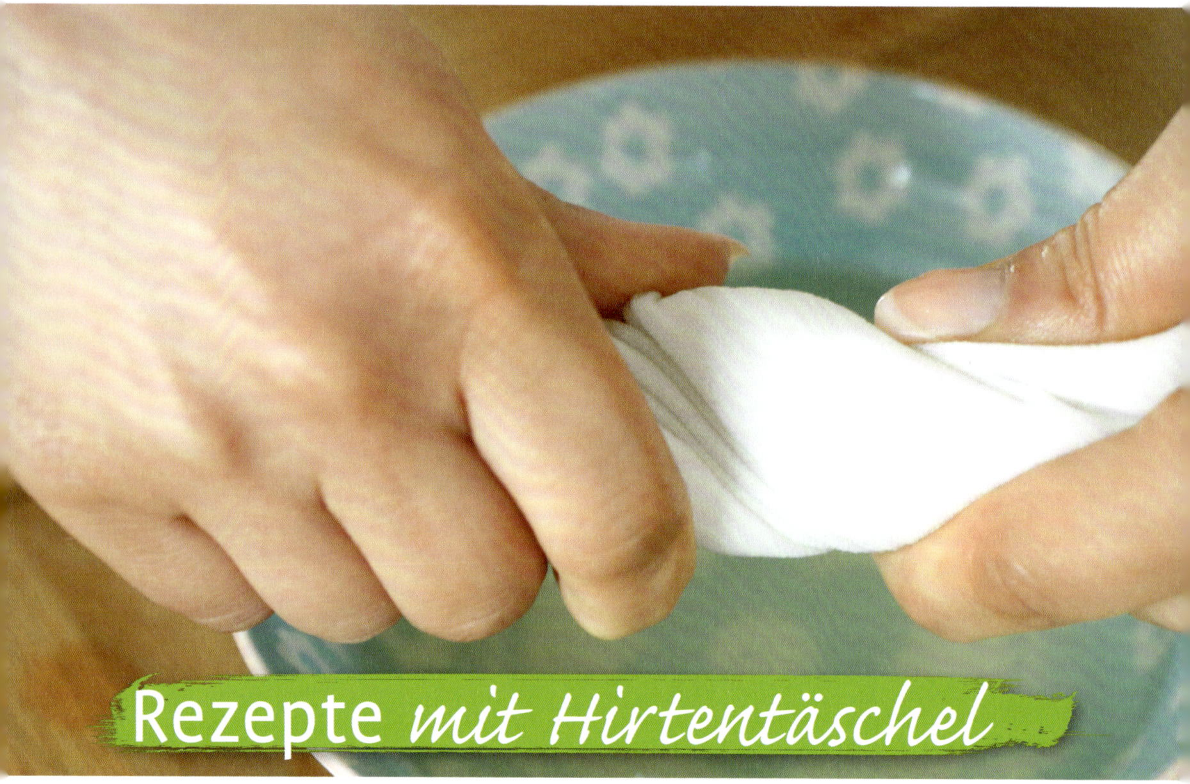

Rezepte *mit Hirtentäschel*

Hirtentäschel Tinktur

Eine Tinktur aus Hirtentäschel ist schnell zur Hand, wenn man sie braucht, und unkompliziert in der Anwendung. Mit ihr lassen sich Menstruationsbeschwerden wie zu starke oder unregelmäßige Blutungen ebenso behandeln wie leichte Verletzungen.

Ein Schraubglas zu einem Drittel mit frischem, klein geschnittenem Hirtentäschelkraut füllen und mit Alkohol (mindestens 40 Vol.-%) übergießen.

2 Wochen an einem zimmerwarmen, dunklen Ort stellen, täglich schütteln. Danach abfiltern und kühl und dunkel lagern.

Bei Bedarf 10–20 Tropfen in Wasser oder Tee einnehmen oder für einen Umschlag bei oberflächlichen Wunden mit Wasser verdünnen.

Hirtentäschel Umschlag

Bei oberflächlichen Hautverletzungen oder Nasenbluten bereitet man aus Hirtentäschel einen starken Aufguss zu.

- 4 EL frisches oder 4 TL getrocknetes Hirtentäschelkraut
- 200 ml Wasser

Wie oben beschrieben, einen starken Tee zubereiten. Noch lauwarm damit ein Baumwoll- oder Leinentuch tränken und auf die betroffene Hautpartie auflegen, mit trockenem Frotteetuch abdecken. Nach 10–15 Minuten abnehmen. Zum Stillen von Nasenbluten ein kleines Mulltuch oder Wattepad mit dem Tee tränken, zu einer Tamponade wickeln und vorsichtig in die Nase schieben.

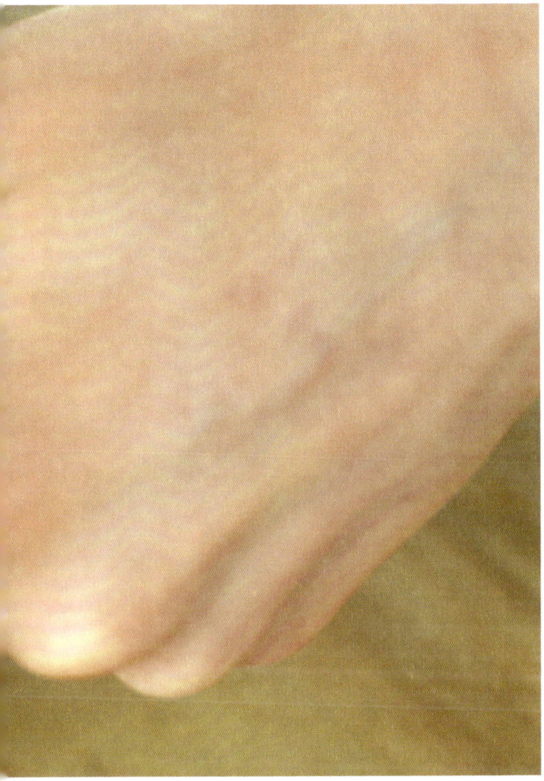

*Rückbildungs*Tee

In Absprache mit dem Arzt oder der Hebamme kann ein Tee mit Hirtentäschel die Rekonvaleszenz nach einer Geburt sehr gut unterstützen. Begleitend zur Rückbildungsgymnastik hilft der Tee, dass sich die Unterleibsmuskulatur nicht schmerzhaft verkrampft, die Wunden schneller verheilen und die Gebärmutter wieder ihre Ursprungsgröße erreicht.

- 1 TL Hirtentäschelkraut
- 1 TL Frauenmantel
- 1 TL Melisse
- ein paar Fenchelsamen
- 200 ml Wasser

Die Kräuter zerkleinern, die Fenchelsamen im Mörser anstoßen, alles mischen. Mit kochendem Wasser überbrühen, zugedeckt 5 Minuten ziehen lassen, abseihen. Höchstens 2 Wochen lang 2- bis 3-mal täglich 1 Tasse trinken.

*Hirtentäschel*Tee

Um die Monatsblutung zu regulieren, kann ein Tee mit Hirtentäschelkraut gute Dienste leisten.

- 2 EL frisches oder 2 TL getrocknetes Hirtentäschelkraut
- 200 ml Wasser

Hirtentäschelkraut fein zerkleinern, mit dem kochenden Wasser überbrühen, abgedeckt 10 Minuten ziehen lassen, abseihen und trinken, am besten zwischen zwei Mahlzeiten. 2- bis 3-mal täglich 1 Tasse, für maximal 4–5 Tage.

Mein persönliches Highlight

Hirtentäschel schmeckt leicht scharf und eignet sich gut zum Würzen von Frühlingsgerichten. Blüten, Schötchen und zarte Blättchen wandern als Würze in Salate und Suppen oder in die Kräuterbutter.

Weide

Der Winter ist noch nicht vergangen, da fallen jedem die Weiden als **Frühlingsboten** ins Auge. Ihre silbrig bepelzten **Kätzchen** sind doch auch allerliebst. Bald treiben die **schmalen Blätter** aus, dann wendet man sich den Weiden aus ganz anderem Grund zu.

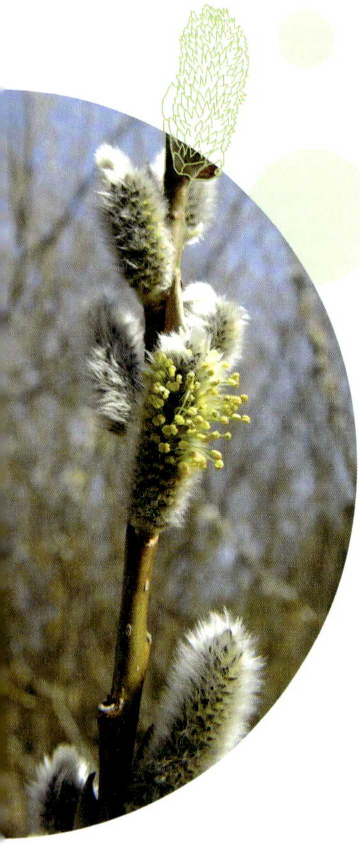

Kleine Vorstellungsrunde

So heißt sie botanisch → am gebräuchlichsten ist die Silberweide (*Salix alba*), verwendet werden jedoch viele weitere Arten, z. B. Salweide (*Salix caprea*), Reifweide (*Salix daphnoides*) oder Knackweide (*Salix fragilis*)

So sieht die Silberweide aus → großer, Laub abwerfender Baum, seltener Strauch mit bis zu 35 m Wuchshöhe und grauer, tief gefurchter Rinde am Stamm; junge, biegsame Zweige mit gelber bis rötlich brauner Rinde, zart flaumig behaart; schmal lanzettliche, zugespitzte Blätter mit fein gesägten Rändern, unterseits dicht behaart und daher silbrig glänzend; an männlichen Bäumen 4–6 cm lange, aufrecht stehende silbrige Weidenkätzchen im Februar/März, mit goldgelben Staubblättern im April; an weiblichen Silberweiden unscheinbare grünliche Kätzchen, im Juni/Juli reife Früchte mit seidiger Wolle

Hier wächst sie → an sonnigen Plätzen entlang von Ufern, in Auwäldern, auf sehr feuchten oder periodisch überschwemmten, nährstoffreichen Böden; auch angepflanzt in Parks, an Böschungen

Nicht verwechseln mit → vielen anderen Weidenarten, vor allem der Bruchweide (*Salix fragilis*) mit kahlen, rein grünen Blättern, die aber ebenfalls verwendet werden kann

So wirkt sie → schmerzlindernd, entzündungshemmend, fiebersenkend, antirheumatisch

Ernten: was, wann, wie?

Wenn im Frühjahr die Knospen deutlich schwellen, die Kätzchen blühen oder sich die Blätter schon entfalten, löst sich die Rinde leicht von den Zweigen. Jetzt junge, kräftige, möglichst unverzweigte, zwei- bis dreijährige Triebe schneiden. Die Rinde mit einem scharfen Messer lösen und in großen Streifen herunterziehen. Bei maximal 40 °C trocknen, trocken und kühl lagern, erst kurz vor Gebrauch zerkleinern.

Schmerz lass nach

Auch wenn die Kätzchen im Frühjahr schön anzusehen sind, die Heilkräfte der Weiden stecken in ganz anderen Teilen. Die jungen Triebe sind es, bei denen sich in der Schicht zwischen schützender Außenhülle und jungem, wasserführendem Holz besondere Inhaltsstoffe anreichern. Das Salicin, benannt nach dem botanischen Namen *Salix* für die Weiden, ist eines der ältesten Schmerzmittel der Menschheit.

Salicin ist nicht allein für die Wirksamkeit von Weidenrinde verantwortlich. Dahinter steht vielmehr ein breiter Wirkstoffkomplex aus Polyphenolen und Flavonoiden.

- Salicin wirkt nicht unmittelbar nach Einnahme. Der Stoff muss im Körper erst umgebaut werden, das dauert ein paar Stunden. Bei akuten Schmerzen kann man von Weidenrinde keine umgehende Linderung erwarten.

- Salicin wirkt anhaltend gegen Schmerzen und kommt deshalb vor allem bei chronischen Schmerzen zum Einsatz. Der Effekt hält lange, rund 12 Stunden an.

- Salicin dämmt Entzündungen ein, senkt Fieber, wirkt schweißtreibend und leicht entwässernd und schützt die Knorpelsubstanz in Gelenken, was sich zusätzlich bei rheumatischen und arthritischen Beschwerden sowie bei Gicht als hilfreich erweist.

Kaum Nebenwirkungen

Salicin ist prägend für das weltbekannte Aspirin. Das Schmerzmittel enthält den Wirkstoff allerdings in Form der sofort wirksamen Acetylsalicylsäure oder kurz ASS. ASS entfaltet aber noch andere Wirkungen: Es hemmt die Verklumpung von Blutplättchen und wird daher zur Prophylaxe gegen Herzinfarkte und Schlaganfälle eingesetzt. Allerdings reizt es auch den Magen und kann Blutungen der Magenschleimhaut und Erbrechen auslösen. Weidenrinde zeigt diese negativen Effekte nicht, was das Naturheilmittel wieder ins Interesse der Medizin gerückt hat. Es eignet sich aber nur in sehr hohen, standardisierten Gaben.

Ah!

Wer gegen Salicylsäure überempfindlich ist, darf Weidenrinde nicht anwenden. Auch Schwangere, Stillende und Kinder sollten Weidenrinde meiden.

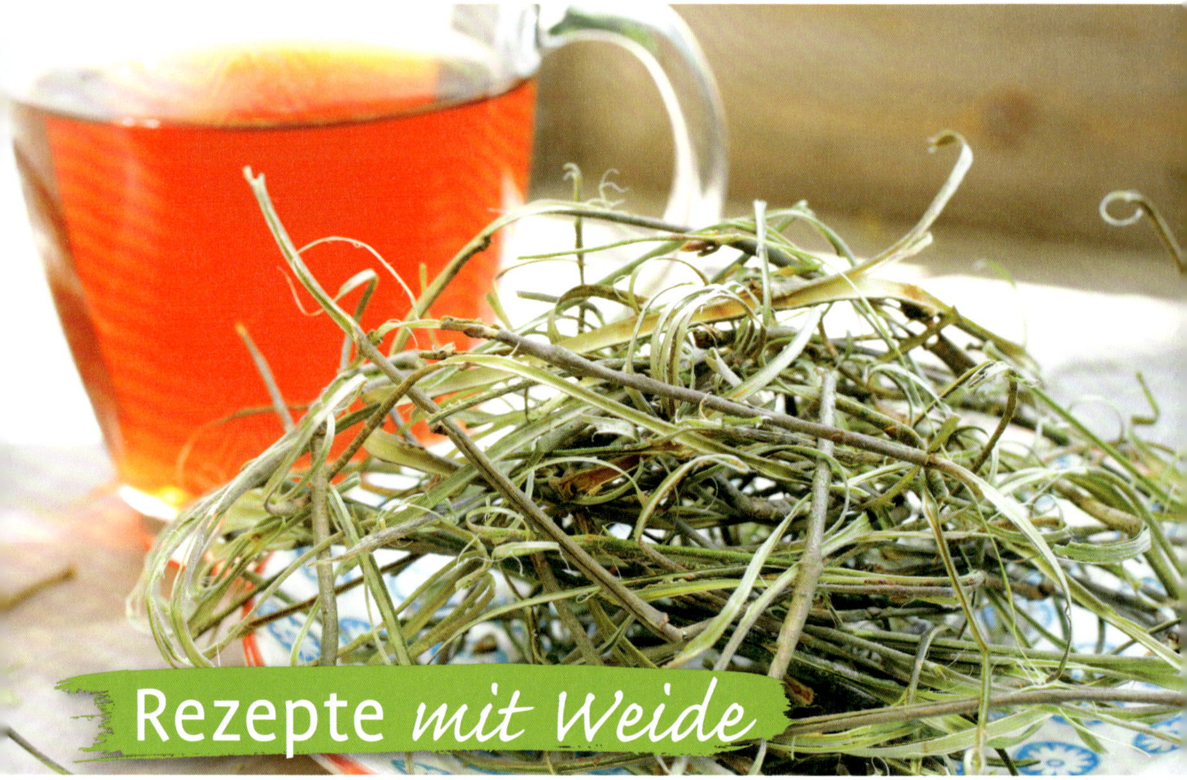

Rezepte *mit Weide*

WeidenrindenTee gegen Schmerzen

Um weniger bittere Gerbstoffe herauszulösen, wird die Rinde kalt angesetzt. Dafür muss sie stark zerkleinert werden. Mit einem Messer schneidet man sie in Stücke, die man dann im Mörser zu feinem Pulver zerreibt.

- 2 TL getrocknete, pulverisierte Weidenrinde
- 200 ml kaltes Wasser

Weidenrinde mit dem Wasser übergießen. Mischen und rund 8 Stunden stehen lassen, dann zum Kochen bringen, maximal 5 Minuten ziehen lassen, abseihen. 2- bis 3-mal täglich 1 Tasse trinken. Bei chronischen Schmerzen wird der Tee über längere Zeit 2-mal pro Tag stets zur selben Uhrzeit eingenommen.

WeidenrindenTee gegen Erkältungen

Für die fiebersenkende und entzündungshemmende Wirkung der Weidenrinde sind Gerbstoffe durchaus mit verantwortlich, deshalb bereitet man den Erkältungstee als Heißaufguss zu.

- 2 TL getrocknete, pulverisierte Weidenrinde
- 200 ml Wasser
- ⅛ Zitrone

Weidenrinde mit kochendem Wasser übergießen, 10–15 Minuten ziehen lassen. Saft der Zitrone zugeben und abseihen. 2- bis 3-mal täglich 1 Tasse trinken. Der Tee lässt sich auch bei Entzündungen im Mund-Rachen-Raum zum Gurgeln verwenden.

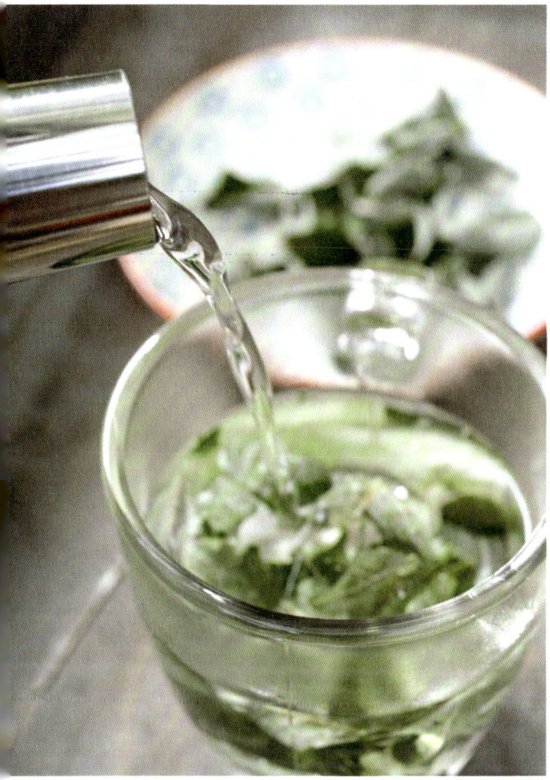

WeidenblätterAufguss

Bei entzündetem Zahnfleisch, leichten Hals-Rachen-Beschwerden oder schlecht heilenden Wunden hilft ein Aufguss aus den Weidenblättern. Die Blätter wirken viel milder als die Rinde. Nicht das schmerzlindernde Salicin steht hier im Vordergrund, heilsam sind vielmehr die enthaltenen Gerbstoffe.

- 1 EL frische oder 1 TL getrocknete Weidenblätter
- 200 ml Wasser

Blätter gut zerkleinern und mit kochendem Wasser aufbrühen, 10 Minuten ziehen lassen und abseihen. Leicht abgekühlt zum Spülen und Gurgeln in Mund und Rachen verwenden, 2–3-mal täglich wiederholen. Zur Anwendung auf der Haut ein Tuch mit dem Sud tränken und 15 Minuten auflegen. Bei nässenden und eiternden Wunden kann der Tee nach Absprache mit dem Arzt unterstützend eingesetzt werden.

WeidenrindenBad

Übermäßiger Fußschweiß lässt sich nicht nur mit Salbei, sondern auch mit Weidenrinde zügeln. Ein Fußbad in einem Absud wirkt erfrischend, durch die Gerbstoffe ziehen sich die Poren und Schweißdrüsen zusammen.

- 1–2 EL getrocknete, grob zerkleinerte Weidenrinde
- 1 l Wasser

Weidenrinde mit kochendem Wasser übergießen, stehen lassen, bis der Sud auf Badetemperatur (höchstens 40 °C) abgekühlt ist. Füße für 10 Minuten darin baden, anschließend sanft trocken tupfen.

Mein persönliches Highlight

Weidenrinde hilft gegen jede Art von Schmerzen. Um die Bitterkeit zu mindern, können der Rinde aromatische Kräuter wie Süßholzwurzel, Pfefferminze oder Melissenblätter beigemischt werden.

Fichte

Die Fichte ist als der **Weihnachtsbaum** schlechthin berühmt, zweifellos aber der bekannteste Baum, weil er **in heimischen Wäldern** am häufigsten wächst. Wegen ihrer stechenden Nadeln nicht bei jedem beliebt, wird die Fichte aber aufgrund ihrer **Heilkräfte** von vielen hoch geachtet.

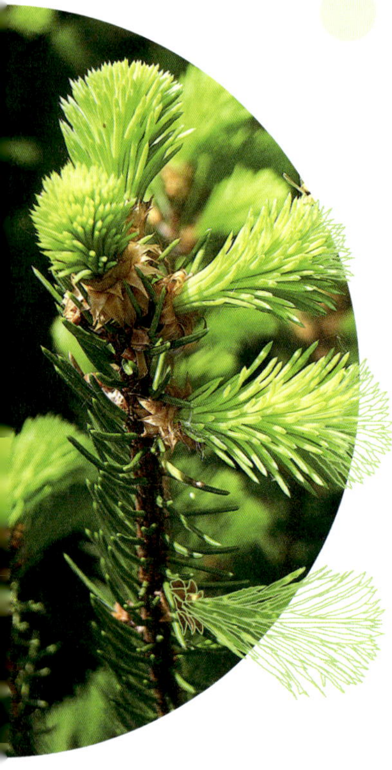

Kleine Vorstellungsrunde

So heißt sie botanisch → *Picea abies*

So sieht sie aus → immergrüner Nadelbaum mit bis zu 50 m Wuchshöhe, rötlich-brauner und fein geschuppter Rinde, kegelförmiger Krone, quirlig in Etagen angeordneten Zweigen; spitze, im Querschnitt rundliche bis vierkantige Nadelblätter, spiralig um die Zweige stehend; gelbe, fingernagelgroße männliche Blütenstände, rote weibliche Blütenzapfen, aus denen sich hängende Zapfen mit Samen entwickeln, die im Ganzen abfallen („Tannenzapfen")

Hier wächst sie → in Wäldern, Forsten und Parks, in Gärten

Nicht verwechseln mit → der ebenso verwendbaren Tanne (*Abies alba*) mit weichen, flachen, unterseits hell gestreiften, zweiseitig an den Zweigen abstehenden Nadeln und aufrecht stehenden, bei Reife am Baum in Schuppen zerfallenden Zapfen; mit der giftigen Eibe (*Taxus baccata*) mit weichen, flachen, dunkelgrünen Nadeln, mehrfarbiger schuppiger Rinde und roten, beerenartigen Samen

So wirkt sie → schleimlösend, auswurffördernd, durchblutungsfördernd

Ernten: was, wann, wie?

Sobald an den Zweigspitzen die rehbraunen Schutzhüllen abfallen und die frischgrünen Nadeln erscheinen, pflückt man den „Maiwuchs", in milden Regionen und bei günstiger Witterung durchaus schon ab April, im Gebirge und in kalten Jahren bis Juni. Nur von älteren Exemplaren werden die Spitzen an Seitenzweigen nahe dem Stamm und von tiefen Ästen genommen. Außerdem von einem Baum nur bescheiden ernten, um den Jahreszuwachs an frischen Nadeln nicht zu sehr zu beeinträchtigen. Bei Fichtenhecken, die ohnehin geschoren werden, darf man sich schadlos halten. Fichtenspitzen stets frisch verwenden.

Sticht den Husten aus

Den schönsten Anblick bietet eine Fichte, wenn sie sich neue Nadelblätter zulegt und im Mai an alle ihre Triebe frischgrüne Spitzen setzt. Fichtenspitzen, Fichtenwipferl, Maiwuchs – die noch weichen, zart duftenden, zitronig-würzig schmeckenden Neutriebe sind auch in der Küche begehrt. Schon mal mit Schokoladenüberzug probiert? Solch eine „Waldpraline" mundet köstlich. Daneben lassen sich Fichtenwipfel aber auch zu heilsamem Hustensaft, einem Erkältungsbad oder einer Einreibung verarbeiten.

- Vor allem bei Atemwegserkrankungen verspricht Fichtenspitzensirup Heilung.
- Inhaliert wirken die ätherischen Öle der Fichtenspitzen hustenlösend.
- Als Badezusatz lindern sie Verspannungen und Gliederschmerzen.
- Im Franzbranntwein fördern Fichtennadeln die Durchblutung und helfen bei Muskelkater oder Rheuma.

Fegt den Kater davon

Wer durch einen Fichtenwald spaziert, macht auch gleich eine Atemtherapie. Das würzige Aroma der Fichten tut den Lungen gut und befreit die Bronchien. Aus den Nadeln gewinnt man durch Wasserdampfdestillation das ätherische Fichtennadelöl, die „Seele" des Baums. Stark konzentriert kann es die Haut schon einmal reizen, man darf es deshalb nie unverdünnt auftragen. Fichtennadelöl kann zur Verkrampfung der Atemwegsmuskeln führen. Deshalb keinesfalls bei Asthma oder Keuchhusten verwenden, und auch auf andere Fichtennadelzubereitungen sollte man dann verzichten.

Ah!

Neben den jungen Spitzen der Gewöhnlichen oder Rotfichte können auch die Triebe von anderen Nadelbaumarten wie Weißtanne (*Abies alba*), Waldkiefer (*Pinus sylvestris*), Latschenkiefer (*Pinus mugo*) oder Lärche (*Larix decidua*) verwendet werden.

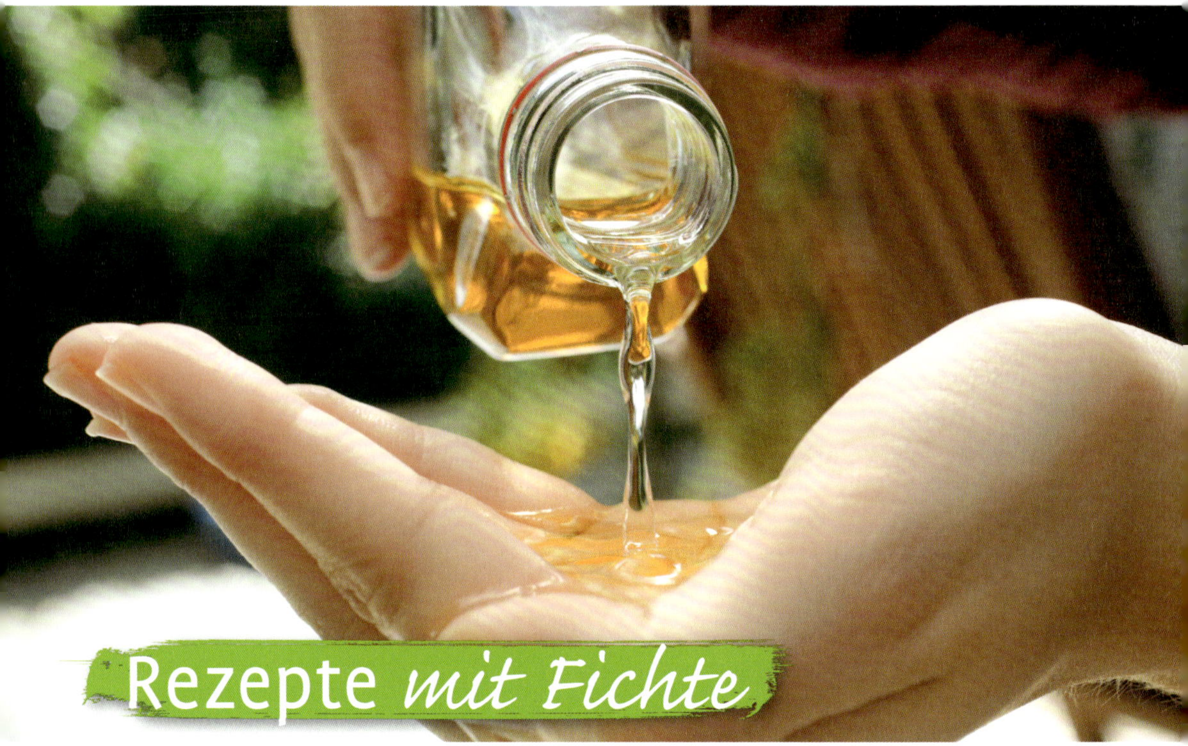

*Fichtenspitzen*Franzbranntwein

Franzbranntwein heißen ursprünglich alle in Frankreich aus Wein und Überresten aus der Weinherstellung gebrannte Alkoholika. Allgemein hat sich der Name aber als Bezeichnung für ein oft mit Kampher und Menthol versetztes Haus- und Heilmittel durchgesetzt. Der aromatisch duftende Alkoholauszug verschafft Schmerzlinderung an Muskeln, Gliedern und Gelenken. Der Alkohol erfrischt und die übrigen Zutaten regen die Durchblutung an.

- 1 Handvoll junge frische Fichtenspitzen
- 10 Wacholderbeeren
- 1 Rosmarinzweig
- 500 ml Alkohol (70 Vol.-%)

Alle Zutaten in eine Schraubflasche geben. An einem zimmerwarmen, dunklen Ort 2 Wochen ausziehen lassen, dabei mindestens 1-mal täglich umschütteln. Anschließend abseihen und in dunkle Glasflasche umfüllen, dunkel und kühl aufbewahren.

Bei Zerrungen, Prellungen, Verstauchungen, Muskelkater, Rheuma, Rücken- und Muskelschmerzen wird Franzbranntwein zum Einreiben verwendet. Dazu nimmt man eine kleine Menge in die hohle Hand und reibt damit die entsprechenden Körperteile ein.

Weil Alkohol die Haut stark austrocknet, empfiehlt sich eine Nachbehandlung mit einer reichhaltigen Fettcreme. Bei Erkältungen und verstopfter Nase gibt man zum Inhalieren einen Schuss in heißes Wasser.

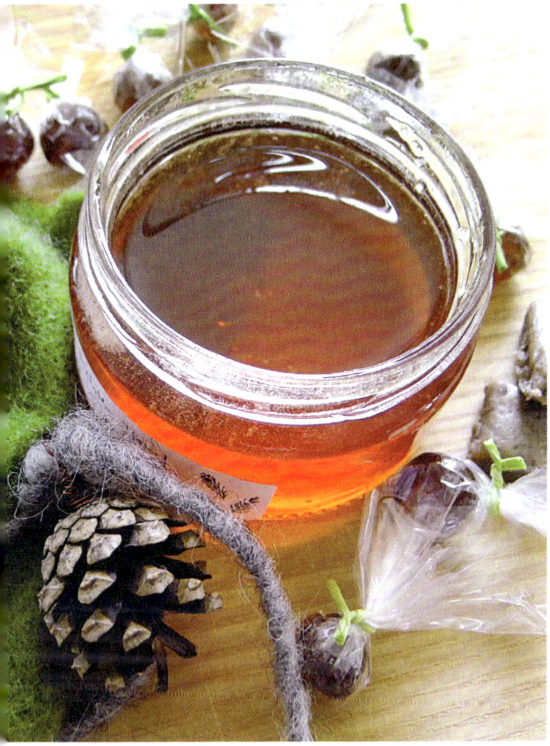

FichtenspitzenBonbons

Kocht man den Fichtenspitzensirup länger ein, kann man aus der Masse mit dem Löffel lange Fäden ziehen. Daraus lassen sich dann schnell auch Fichtenspitzenbonbons drehen.

Man tropft dafür die heiße Masse in kleinen Portionen auf ein geöltes oder mit Backpapier belegtes Blech. Wenn die Siruptropfen so weit abgekühlt sind, dass man sie anfassen, aber noch elastisch formen kann, dreht man sie in den Handflächen zu Kugeln. Sind sie ganz abgekühlt, wälzt man die Bonbons noch in Staubzucker, damit sie nicht aneinanderkleben. Bei Husten bringen diese Bonbons schnell Linderung.

FichtenspitzenSirup

Balsam für einen vom Husten gequälten Schlund: süßer Sirup, den man löffelweise einnimmt oder besser lutscht.

- 2–3 Handvoll frische junge Fichtenspitzen
- 500 g Zucker
- 500 ml Wasser
- Saft von 1 Zitrone

Fichtenspitzen im Wasser erhitzen. Über Nacht zugedeckt auskühlen lassen, absieben. Sud mit Zucker und Zitronensaft bei milder Hitze eindicken, bis eine honigartige Konsistenz erreicht ist. Vorsicht, heiß ist die Fließeigenschaft des Sirups ganz anders als kalt.
Bei Bedarf 3- bis 5-mal täglich 1 TL einnehmen und langsam im Mund zergehen lassen. Oder 1 TL Sirup in 1 Tasse Tee rühren.

Mein persönliches Highlight

Fein gehackt schmecken Fichtentriebe auf einem Butterbrot belebend, mit heißem Wasser wie bei einem Tee übergossen und verfeinert mit Zitronensaft und Honig machen sie munter.

Gundermann

Lange Ranken, dicht besetzt mit **herzförmigen Blättchen**, die an jedem Knoten **Wurzeln schlagen** – das ist das Markenzeichen des Gundermanns. Im Frühling sind die Triebe noch **mit fliederblauen Blütchen** besteckt, zur Freude hungriger Hummeln.

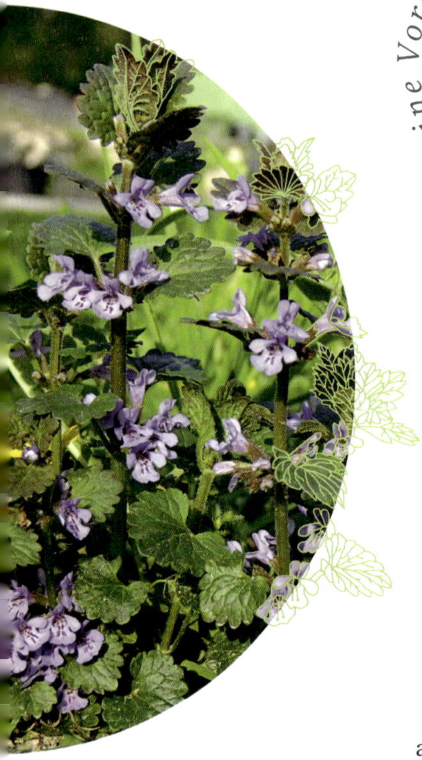

Kleine Vorstellungsrunde

So heißt er botanisch → *Glechoma hederacea*

So sieht er aus → mehrjähriges, wintergrünes Kraut mit meterlangen Ranken, über den Boden kriechend oder über Mauern hängend, an den Knoten wurzelnd; zur Blütezeit richten sich die Triebspitzen bis Handspannenhöhe auf; rundliche, herz- bis nierenförmige, am Rand gekerbte Blätter mit feiner Behaarung; hellviolette Lippenblüten mit purpurner Zeichnung in den Blattachseln; Blütezeit April bis Juni

Hier wächst er → an sonnigen bis halbschattigen Stellen, auf nicht zu trockenen, nährstoffreichen Böden an Waldsäumen, in Hecken und Gebüschen sowie in Gärten

Nicht verwechseln mit → Kriechender Günsel (*Ajuga reptans*) mit eiförmigen, flaumig behaarten Blättern; Knoblauchsrauke (*Alliaria petiolata*) mit blaugrün gefärbten, sehr lang gestielten Blättern, die einer Rosette entspringen; jungen Taubnesseln (*Lamium*) mit größeren, eiförmigen Blättern; alle genannten Pflanzen sind aber ebenfalls essbar

So wirkt er → entzündungshemmend, zusammenziehend, appetitanregend, stoffwechselregulierend

Ah!

Auch wenn der Gundermann in der modernen Pharmakologie keine Rolle spielt, kann er auf eine lange Geschichte als Heilpflanze zurückblicken. Sämtliche Kräuterweisen des Mittelalters preisen seine Kräfte. Die Liste der Krankheiten, gegen die er eingesetzt wurde, ist lang: von Nieren-, Leber-, Milz-, Brust- und Lungenleiden über Kopfschmerzen und Mundfäule hin zu Ohrensausen, Verstopfung, Wasseransammlung und vielem mehr.

Ernten: was, wann, wie?
Die Blätter pflückt man vorzugsweise kurz vor und während der Blütezeit, sie werden am besten frisch verwendet.

Wider den Gund

Soldatenpetersilie und Suppenkraut, alte Volksnamen des Gundermanns, bezeugen seine Bedeutung als Würzpflanze. Die rundlichen Blätter duften beim Zerreiben sehr aromatisch und ähneln im Geschmack einer Mischung aus Thymian und wilder Minze. Gerne nutzt man den Gundermann als Frühlingskraut, damit seine Wuchskraft auch dem eigenen Körper zuteil wird. Bezeichnungen wie Heilrebe, Magentrost, Gichtkeeskes und Gundermann sprechen dagegen von der Heilkraft, die in diesem weit verbreiteten Kräutlein steckt.

Gund ist eine alte Bezeichnung für Eiter. Als „Herr des Eiters" sollte das Kraut bösartige Geschwüre, übelriechenden Ausfluss und sonstige unangenehme Krankheiten heilen.

- Gerbstoffe im Gundermann wirken bei Hauterkrankungen, schlecht heilenden Wunden und bei Magen-Darm-Verstimmungen und leichten Durchfällen.
- Ätherische Öle in Kombination mit Saponinen können die dem Gundermann durch die Volksheilkunde zugesprochene Heilkraft bei Husten und leichten Atemwegsbeschwerden erklären.
- Bitterstoffe, Vitamine und Mineralstoffe sind dafür verantwortlich, dass der Gundermann den Appetit anregt und die Stoffwechselaktivitäten steigert.

Wider die Schadstoffe

Gundermann wird gerne genutzt, um Schadstoffe rasch aus dem Körper zu befördern oder sie gar nicht erst tief hineingelangen zu lassen. Bergleute, Büchsenmacher und Maler, die ihre Kunst mit Bleifarben ausübten, tranken und trinken zum Teil bis heute Gundermanntee. Der soll das Blei binden und über das Verdauungssystem ausscheiden, bevor es in Blutkreislauf und Leber gelangen kann. Auch wer Amalgamfüllungen im Mund hat, kann versuchen, Rückstände dieses quecksilberhaltigen Materials mit Gundermanntee hinauszuspülen.

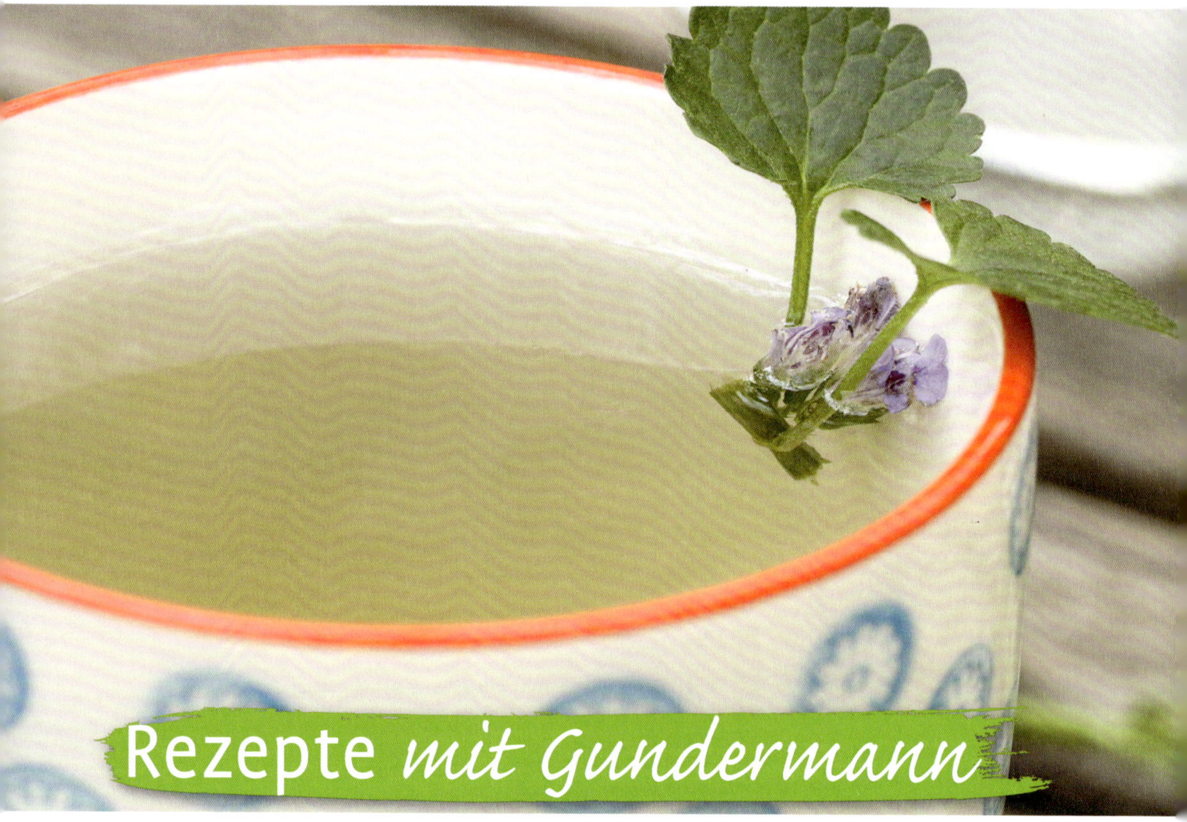

Rezepte *mit Gundermann*

*Gundermann*Öl

Ein Auszug von Gundermannblättern in Öl wird zur Pflege von entzündlicher Haut, bei Hautunreinheiten oder zur Narbenpflege verwendet.

- 1 kleine Handvoll Gundermannblätter
- 100 ml Oliven- oder Mandelöl

Gundermannblättchen sorgfältig trocken tupfen, fein schneiden. Ein kleines Schraubglas zu einem Drittel damit füllen, mit dem Öl aufgießen. Flasche verschließen, an einen dunklen, zimmerwarmen Ort stellen und täglich 1-mal gut schütteln. Nach 1 Woche abseihen, in eine dunkle Flasche umfüllen. Kleine Mengen des Öls nach Bedarf sanft in die Haut einmassieren.

*Gundermann*Bad

Mit einem kräftigen Sud aus Gundermann verwandeln Sie Ihr Badewasser in ein Kurbad gegen Gicht und Ischias. Das wirkt nicht nur schmerzlindernd, sondern duftet auch angenehm.

- 4–5 Handvoll frisches Gundermannkraut
- 5 l Wasser

Gundermannkraut mit dem Wasser aufkochen und 10–15 Minuten leicht simmern lassen. Abseihen und dem vorbereiteten Badewasser (Temperatur 36–37 °C) zugeben. Nicht länger als 15 Minuten baden. Anschließend sorgfältig abtrocknen und unter einer warmen Decke noch 20–30 Minuten nachruhen.

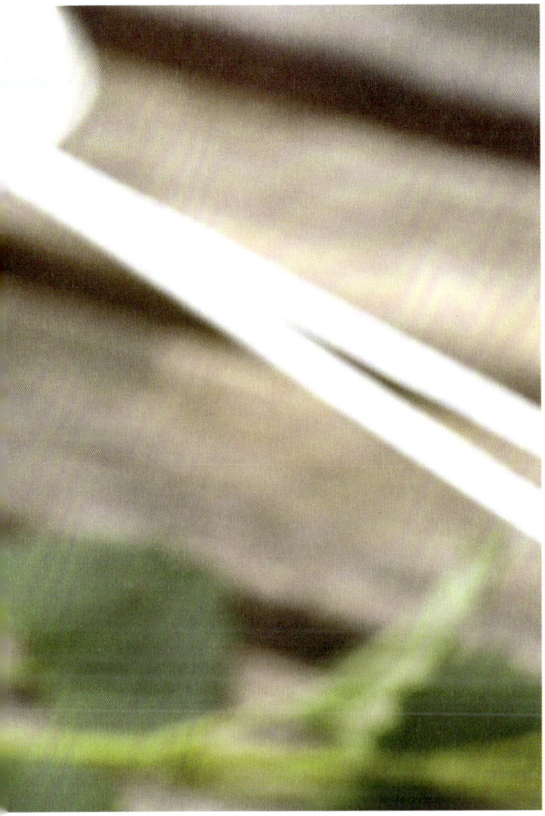

GundermannTee

Nicht nur im Winter, auch im Frühling bekommt man mal einen rauen Hals oder wird von einer Erkältung geplagt. Wohl dem, der weiß, wo Gundermann wächst. Schnell ist ein Tee aus den Blättchen zubereitet.

- 10–12 frische Blättchen Gundermann
- 200 ml Wasser

Gundermannblätter zerkleinern, mit kochendem Wasser überbrühen. Zugedeckt 10 Minuten ziehen lassen, dann abseihen. Bei Rachenentzündung den Aufguss leicht abkühlen lassen, nach Belieben mit einer Prise Meersalz mischen und gurgeln, bei leichten Magenverstimmungen den Tee ungesüßt trinken. Hilfreich auch bei Husten zum Lösen des Schleims, dazu täglich 2–3 Tassen trinken. Zur Ausleitung von Schadstoffen, insbesondere Blei und Quecksilber, nach schweren Krankheiten zur Erholung, bei allgemeinen Erschöpfungszuständen kurmäßig über 4–6 Wochen 2-mal täglich 1 Tasse Gundermanntee trinken.

GundermannWickel

In Italien behandelt man Rheuma und Arthritis mit frischem Gundermannkraut. Die Frischpflanzen werden zerquetscht und direkt auf die schmerzenden Gliedmaßen gelegt.

Reichlich Gundermann, frisch gepflückt, gewaschen und sanft abgetrocknet, mit einem Messer grob hacken und mit einem Nudelholz kräftig walken, bis Pflanzensaft austritt. Den Pflanzenbrei auf ein Baumwoll- oder Leinentuch streichen, dieses auf den Körper auflegen. Mit einem weiteren Tuch fixieren. 20–30 Minuten einwirken lassen.

Mein persönliches Highlight

Nur sehr wenige Wildkräuter passen zu Obst und süßen Speisen, etwa der Gundermann. Mit Erdbeeren bildet er ein überaus harmonisches Paar. Kommt auch gut in Buttermilch oder Fruchtsaftschorle.

Weißdorn

Wer den dornigen Strauch im Frühjahr in seinem **weißen Blütenkleid** sieht, dem geht das **Herz auf**. Es ist ein Anblick wie aus dem Märchenbuch. Und man munkelt, dass es eine Weißdornhecke war, hinter der **Dornröschen** hundert Jahre geschlummert hat.

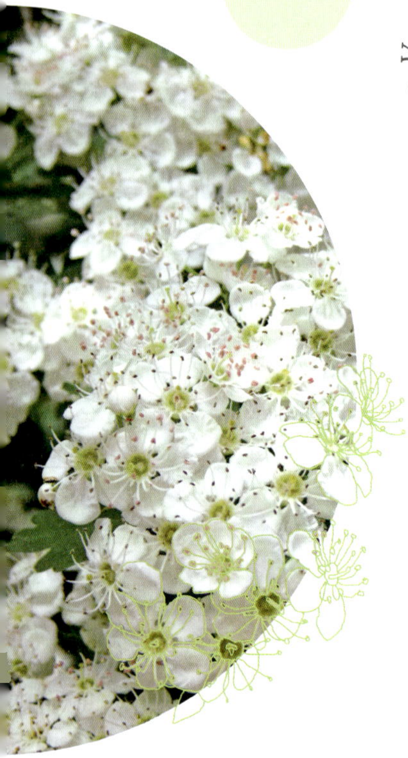

Kleine Vorstellungsrunde

So heißt er botanisch → *Crataegus monogyna* (Eingriffeliger Weißdorn), *Crataegus laevigata* (Zweigriffeliger Weißdorn)

So sieht er aus → sommergrüner, dorniger, stark verzweigter Strauch oder kleiner Baum, 2–6 m hoch; dunkelgrüne, unregelmäßig gesägte Blätter; weiße Blüten in schirmartigen Blütenständen; kugelige bis eiförmige, rote Früchte. Eingriffeliger Weißdorn: Blätter bis zur Hälfte in drei bis sieben Lappen geteilt, Blüten mit nur einem Griffel, Früchte mit nur einem Steinkern. Zweigriffeliger Weißdorn: Blätter nur wenig geteilt, Blüten mit 2–3 Griffeln, Früchte mit einem Kernhaus, darin 2–3 Kerne; Blütezeit Mai bis Juni

Hier wächst er → an sonnigen Stellen in Hecken, an Waldrändern und Feldgehölzen

Nicht verwechseln mit → Mehlbeere (*Sorbus aria*) mit eiförmigen, leicht behaarten Blättern; Eberesche (*Sorbus aucuparia*) mit gefiederten Blättern

So wirkt er → herzkräftigend, herzrhythmusregulierend, kreislaufstärkend, vorbeugend gegen Arteriosklerose

Ernten: was, wann, wie?

Blüten und Blätter zur Vollblüte, wenn sich mindestens die Hälfte der Blüten geöffnet hat, frisch verwenden oder schonend im Schatten lufttrocknen. Früchte im Herbst zur Vollreife, wenn sie gut ausgefärbt sind, frisch verarbeiten oder im Dörrgerät trocknen.

Herzallerliebst und pumperlgesund

Weißdorn hat ein breites Wirkungsspektrum. Hauptsächlich sind es die Flavonoide und Procyanidine in den Blüten und Blättern, die das Herz auf Trab bringen. Durch langfristige Einnahme von Weißdorn wird die Pumpleistung des Herzens verbessert, die Herzmuskeln arbeiten kräftiger und in den Herzkranzgefäßen fließt mehr Blut.

Zwei Sträucher, eine Wirkung

Zwei Weißdornarten sind bei uns verbreitet, die sich vor allem in der Blattform unterscheiden, in der Heilkunde aber völlig gleich verwendet werden. Beide gedeihen im Hag, der Hecke, und schützen Haus und Hof mit ihrem stark bewehrten Geäst vor bösen Geistern. So behütet lässt es sich ruhigen Herzens schlafen.

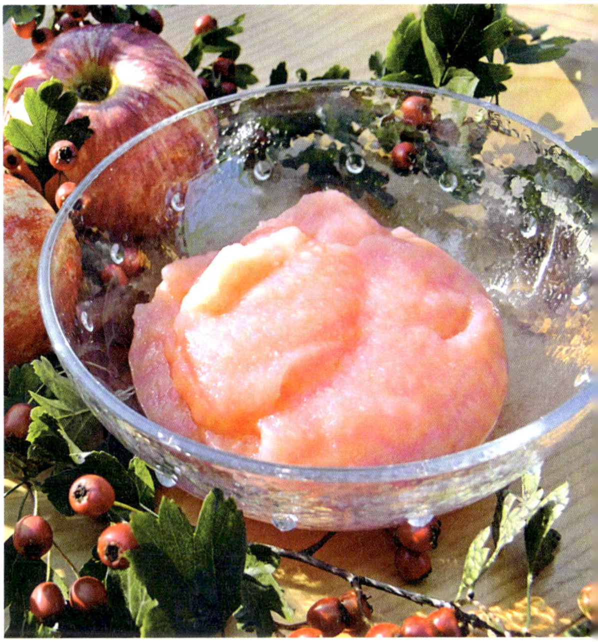

Erfrischend und lecker – Weißdorn-Apfelmus. Ganz einfach zuzubereiten und ein echtes Highlight in der Herbstküche.

- Wenn später im Herbst die Früchte an den Zweigen leuchten, kommt der Bezug zum Herzen auch noch farblich zum Ausdruck: Sie sind rot wie Blut.

- Weißdorn ist eine der am besten erforschten Heilpflanzen. Obwohl er schon sehr lange volksmedizinisch bei Nervosität, Angst oder gegen Durchfall angewendet wurde, begann seine Karriere als Herztonikum erst in der Neuzeit.

- Weißdorn wird als Stärkungsmittel für das Herz, insbesondere das Altersherz empfohlen. Er kräftigt aber auch die Nerven und macht widerstandsfähig gegen Stress und Angst. Daher gilt er als Therapeutikum für die „Manager-Krankheit“.

- Um all seine Kräfte im Körper zu entfalten, muss man Weißdorn über längere Zeit einnehmen, erst nach fünf bis sechs Wochen tritt ein spürbarer Effekt ein.

Ah!

Verführerisch erscheinen die weißen Blüten des Weißdorns mit ihren roten Staubgefäßen in der Mitte. Doch wer daran schnuppert, wird von einem Geruch nach gammeligem Fisch enttäuscht. Damit lockt der Weißdorn Käfer zur Bestäubung an. Für Heilzwecke greift man deshalb zu Knospen.

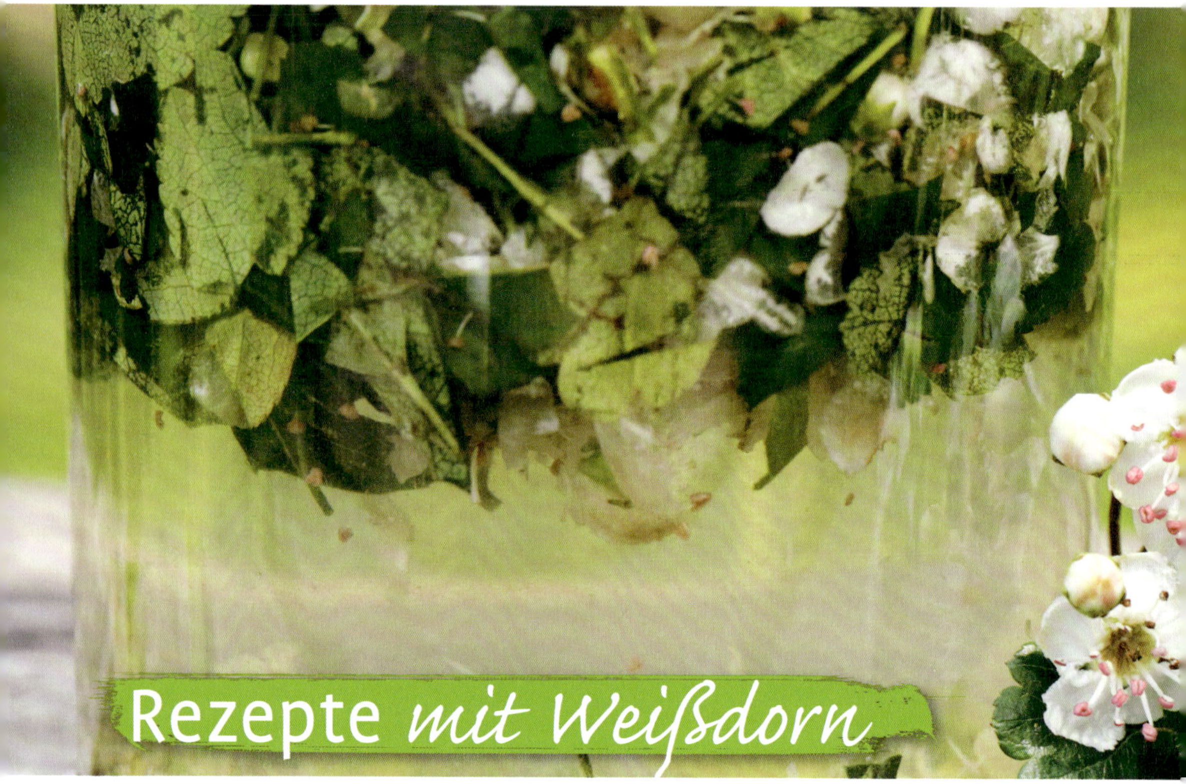

Rezepte *mit Weißdorn*

*Weißdorn*Wein

Eine sehr beliebte Zubereitung ist der Herzwein mit Weißdorn. Wie Tee oder Tropfen wird er vorbeugend verwendet, um das Herz auf Trab zu halten oder es zu beruhigen.

- 2 EL getrocknete Weißdornblüten und -blätter
- 1 Handvoll Weißdornfrüchte
- 1 EL Rosinen
- 1 Zimtstange
- 1 l Weiß- oder Roséwein

Alle Zutaten mischen und einmal kurz aufkochen, noch 15–20 Minuten bei schwacher Hitze simmern. Langsam erkalten lassen, absieben und in eine dunkle Flasche umfüllen. Täglich 1 kleines Gläschen genießen.

*Weißdornblüten*Sirup

Bevor alles im Stress versinkt und einem das Herz bis zum Halse schlägt, sollte man sich eine kleine Auszeit gönnen. Vielleicht mit einem herzstärkenden Drink? Wer Weißdornblütensirup da hat, ist gut dran.

- 2 Handvoll frische, knospige Weißdornblüten samt kleiner Blätter
- 500 g Zucker
- 500 g Wasser
- 2 Bio-Zitronen

Weißdorn, Zucker, Wasser und in dünne Scheiben geschnittene Zitronen aufkochen. Über Nacht stehen lassen, absieben und erneut aufkochen. Heiß in saubere Flasche füllen. Für ein Getränk etwas Sirup mit Mineralwasser oder Fruchtsaft mischen.

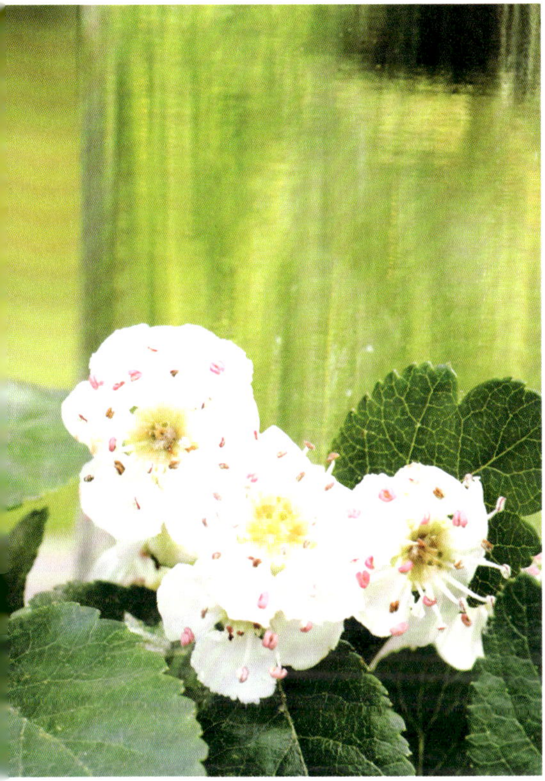

*Weißdorn*Herztropfen

Um das Herz zu kräftigen, etwa bei einer beginnenden Herzschwäche im Alter oder leichten Durchblutungsstörungen der Herzkranzgefäße, unterstützend zu einer Therapie bei Herzinsuffizienz, Angina pectoris, leichten Herzrhythmusstörungen, Herzjagen. Stets sollten die Beschwerden genau untersucht und die Therapie mit dem Arzt abgesprochen sein.

- 1 Handvoll frische oder 2 EL getrocknete Weißdornblüten und -blätter
- 250 ml Alkohol (z. B. Doppelkorn, Wodka, milder Obstbrand, 40 Vol.-%)

Weißdorn gut zerkleinern, in eine weithalsige Schraubflasche geben und mit Alkohol übergießen. An einem dunklen, zimmerwarmen Ort 2 Wochen stehen lassen, täglich schütteln. Nach dem Absieben in eine dunkle Tropfflasche umfüllen, kühl und dunkel lagern. Über längere Zeit 3-mal täglich 20–25 Tropfen einnehmen.

*Weißdorn*Tee

Wer negativen Stress erfährt, sich abgespannt fühlt, unter Unruhe und nervösen Herzbeschwerden leidet oder schlecht schläft, der kann seinem Körper mit einer Weißdornteekur wieder auf die Sprünge helfen.

- 1 EL frische oder 1 TL getrocknete Blüten und Blätter
- 200 ml Wasser

Weißdorn zerkleinern, mit kochendem Wasser überbrühen, 10–15 Minuten zugedeckt ziehen lassen, dann abseihen und nach Wunsch süßen. 3- bis 4-mal pro Tag trinken, kurmäßig über mehrere Monate zur Prophylaxe. Tritt nach 2 Monaten keine Besserung ein, ist unbedingt ein Arzt zu Rate zu ziehen.

Mein persönliches Highlight

Aus Knospen und ganz jungen Blättern lässt sich ein herzerfreuendes Pesto zubereiten: Weißdorn, geraspelte Möhren, Walnüsse mit Olivenöl zu cremiger Paste mixen und abschmecken.

Frauenmantel

Es **glitzert und funkelt** in der Wiese: Der Frauenmantel hat sich eine **Perlenkette** aus Wassertropfen umgelegt. Aus diesem „**Himmelswasser**“ stellten die Alchimisten **magische Essenzen** her und versuchten, daraus den Stein der Weisen zu gewinnen.

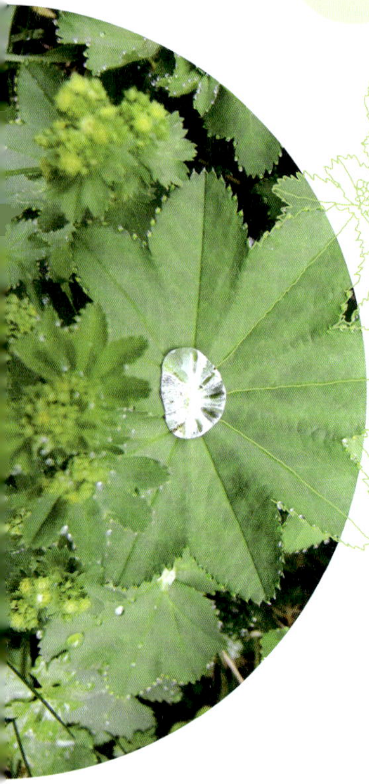

Kleine Vorstellungsrunde

So heißt er botanisch → *Alchemilla vulgaris*

So sieht er aus → handspannen- bis knapp kniehohe Staude mit teils niederliegenden, teils aufrechten Stängeln; lang gestielte, anfangs akkurat wie ein Fächer gefältelte, später teller- bis schüsselförmig ausgebreitete, rundliche, gelappte Blätter mit fein gezähntem Rand; winzige gelbgrüne Blüten in reich verzweigten Blütenständen; Blütezeit Mai bis August

Hier wächst er → an sonnigen Stellen, auf Wiesen und Weiden, in Gebüschen und lichten Wäldern, entlang von Gräben und Wegen

Nicht verwechseln mit → Garten-Frauenmantel (*Alchemilla mollis*) und weiteren Arten und Hybriden mit viel größerem Wuchs, bis zu handtellergroßen Blättern, oft mit weicher, samtiger Behaarung, die zwar essbar sind, denen man aber keine Heilkräfte zuspricht

So wirkt er → zusammenziehend, entzündungshemmend, mild antibakteriell, leicht krampflösend, regulierend auf den weiblichen Organismus

Ernten: was, wann, wie?

Das ganze Kraut wird vorzugsweise gepflückt, bevor sich die Blüten vollends geöffnet haben oder sich gar schon bräunlich verfärben. Einzelne junge Blätter kann man auch vor und nach der Blütezeit ernten, am besten kurz nach der Mahd, wenn der Frauenmantel wieder frisch austreibt. Schonend an einem schattigen Platz an der Luft trocknen.

Für Frauen jeden Alters

Der Frauenmantel hat seinen Namen nicht von ungefähr. Seine Blätter erinnern an eine Pelerine, einen Schutzmantel, und als ein solcher scheint er dem weiblichen Geschlecht auch zu dienen. Das kleine Kraut kann eine Frau durchs Leben begleiten und ihr zur Seite stehen, wann immer sie weibliche Probleme plagen.

- Von der Pubertät an hilft der Frauenmantel bei ausbleibenden wie auch zu starken oder zu lang anhaltenden Monatsblutungen.
- Bei unerfülltem Kinderwunsch vertraut man dem Frauenmantel, ebenso zur Stärkung der Mutter vor der Geburt und zum Verhindern von Fehlgeburten.
- Nach einer Geburt kann Frauenmantel dazu beitragen, die Wundheilung und Rückbildung zu beschleunigen sowie den Milchfluss zu verbessern.
- In den Wechseljahren wirkt Frauenmantel ausgleichend auf den Hormonhaushalt und mildert die typischen Beschwerden.

Für Frauen und für Männer

Wissenschaftliche Beweise für die Wirksamkeit des Frauenmantels bei Frauenleiden sind noch nicht erbracht, doch das Volk und viele Naturheilkundler bauen fest auf ihn. Unbestritten scheint, dass der Frauenmantel dank seiner Gerbstoffe hilft, Magen-Darm-Beschwerden zu lindern und leichte Durchfälle zu stoppen. Die Gerbstoffe machen auch plausibel, dass Frauenmantel bei Entzündungen im Mund-Rachen-Raum, zur Wundbehandlung oder bei Weißfluss (siehe auch Taubnessel, Seite 68–71) helfen soll. Äußerlich traut man ihm die Straffung und Reinigung der Haut zu, weshalb Frauenmantel gerne auch kosmetisch verwendet wird.

Ah!

Die Wassertropfen, die morgens an den Blatträndern des Frauenmantels hängen, sind kein Tau. Das kleine Kraut presst das Wasser aktiv aus feinen Spalten zwischen den Blattzähnchen heraus. Früher glaubte man, dieses Wasser stelle ein Elixier dar, das ewige Jugend gewährt.

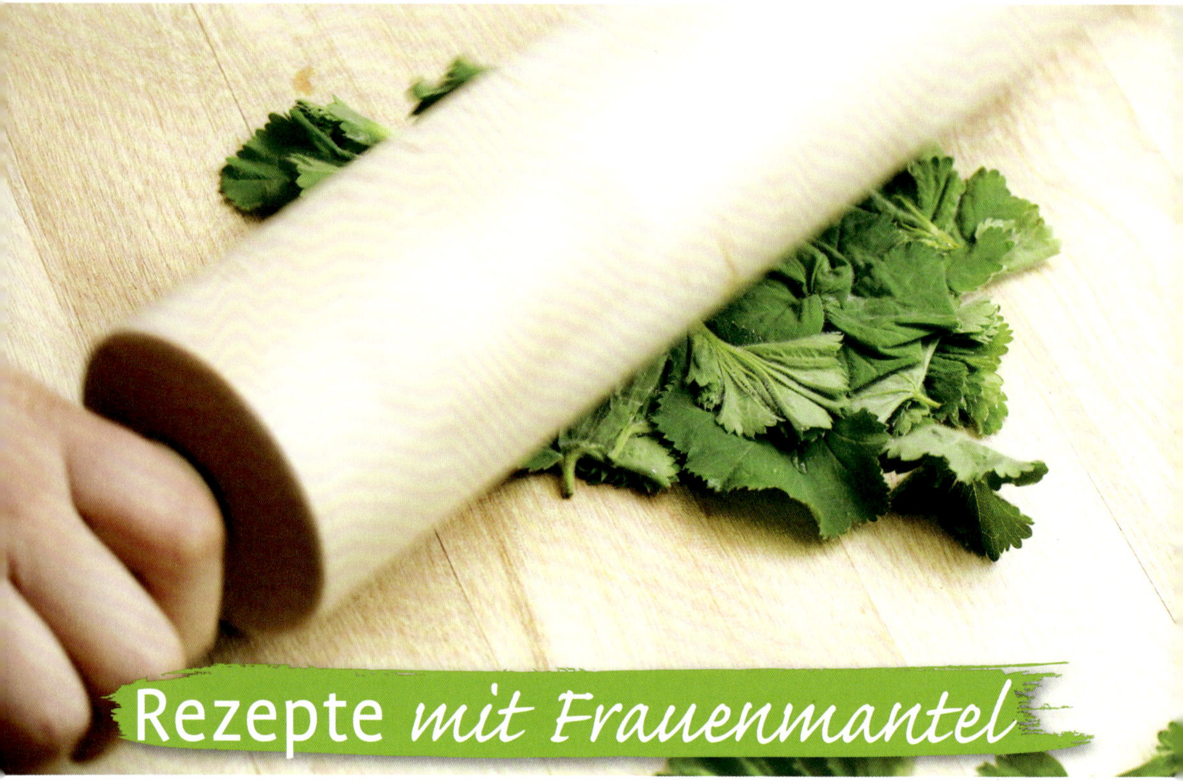

Rezepte *mit Frauenmantel*

*Frischpflanzen*Auflage

Für ein schönes Dekolleté, einen straffen Busen, um schmerzhafte Spannungen von den Brüsten zu nehmen oder Milchstau vorzubeugen, eignet sich eine Frischpflanzenauflage mit Frauenmantel.

Reichlich frisches Kraut säubern, grob schneiden und mit dem Nudelholz walken. Das Pflanzenmaterial gut messerrückendick auf die Brust auflegen, mit einem dünnen Tuch oder einer Binde fixieren. Nach einer Viertelstunde Einwirkzeit abnehmen und mit viel klarem Wasser nachspülen.

*Frauenmantel*Tinktur

Anstelle von Frauenmanteltee kann man auch eine Tinktur verwenden. Der Vorteil liegt darin, dass die Tinktur sofort zur Anwendung bereit ist, während man einen Tee immer erst zubereiten muss.

- 1 Handvoll frisches oder 2 EL getrocknetes Frauenmantelkraut
- 250 ml Alkohol (70 Vol.-%)

Das frische Kraut fein schneiden, das getrocknete zerbröseln oder im Mörser zerstoßen. Mit dem Alkohol in ein Schraubglas geben. An einem dunklen, zimmerwarmen Ort 1 bis 2 Wochen stehen lassen, täglich schütteln. Abfiltern und in eine Tropfflasche füllen. Bei Bedarf 15–20 Tropfen einnehmen.

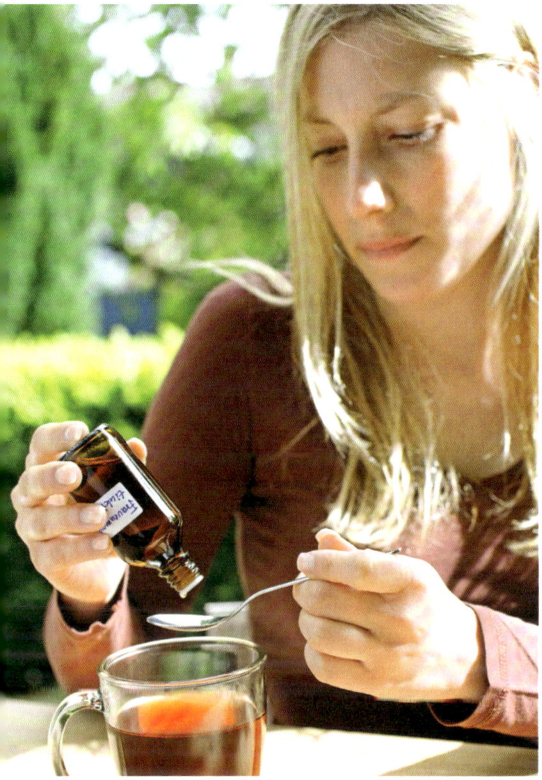

Frauenmantel*Öl*

Noch Kosmetikum oder schon Heilmittel? Ein Ölauszug mit Frauenmantel und weiteren Kräutern eignet sich zur Hautpflege ebenso wie zur Vorbeugung von Beschwerden und zur Linderung von akuten Problemen.

- 1 Handvoll frisches oder 2 EL getrocknetes Frauenmantelkraut
- 1 Handvoll frische oder 2 EL getrocknete Duftrosenblütenblätter
- 200 ml Mandelöl
- 200 ml Weizenkeimöl

Kräuter zerkleinern, in ein Schraubglas füllen und mit dem Öl übergießen, gut vermengen. Zugeschraubt an einen zimmerwarmen, dunklen Ort stellen. 1 Woche bis 10 Tage ziehen lassen, dabei täglich 1-mal schütteln. Abseihen und in dunkle Flaschen füllen. Jeweils 1 kleine Portion sanft in die Haut einmassieren.

Das Öl wirkt kräftigend aufs Gewebe. Regelmäßig in Hals, Dekolleté, Po oder Oberschenkel einmassiert, sorgt es für ein straffes Hautbild. Vor und nach einer Geburt hilft das Öl, Schwangerschaftsstreifen vor allem an den Brüsten und auf dem Bauch vorzubeugen. Brustschmerzen vor und während der Regel sowie Unterleibskrämpfe lassen sich durch sanfte Massage mit Frauenmantelöl vertreiben.

Frauenmantel*Tee*

Eine Tasse Tee hilft bei leichter Übelkeit, geringem Durchfall oder Regelschmerzen, eine Teekur stärkt die weiblichen Organe rund um die Geburt oder in den Wechseljahren, Gurgeln mit Tee lindert Entzündungen der Mundschleimhaut, ein Umschlag damit lässt oberflächliche Wunden auf der Haut schneller abklingen.

- 1–2 TL getrocknetes oder 1–2 EL frisches Frauenmantelkraut
- 200 ml Wasser

Frauenmantel gut zerkleinern, mit kochendem Wasser übergießen und zugedeckt 5 Minuten ziehen lassen. Abseihen und trinken. Gegen Durchfall sollte der Tee nicht gesüßt werden, da Zucker die Beschwerden verstärken kann. Für eine kurmäßige Anwendung über 6–8 Wochen täglich 1–3 Tassen trinken – Frauenmanteltee wirkt leicht stopfend, weshalb ballaststoffreiche Kost ratsam ist. Gegurgelt wird mit dem auf Körpertemperatur abgekühlten Tee. Für einen Umschlag ein Baumwolltuch mit Tee tränken, 15–20 Minuten auf die entsprechende Hautpartie auflegen, mit einem weiteren Tuch abdecken.

Weiße Taubnessel

Erst misstrauisch beäugt, dann **freudig gepflückt** – die Taubnessel verrät erst auf den zweiten Blick, dass in ihr **kein Feuer** wohnt wie in der Brennnessel. Wer die **weißen Blüten**, aufgereiht in Quirlen zwischen den Blättern, entdeckt, **zupft sie** und saugt süßen Nektar heraus.

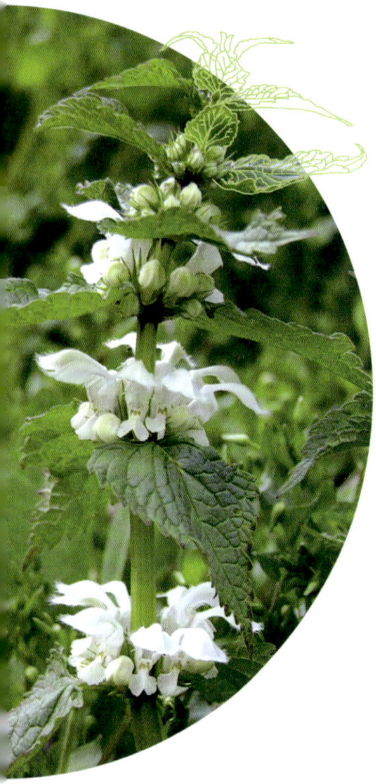

Kleine Vorstellungsrunde

So heißt sie botanisch → *Lamium album*

So sieht sie aus → knöchel- bis über kniehohe Staude mit markant vierkantigem Stängel; der Brennnessel sehr ähnliche, gegenständige, länglich herzförmige Blätter mit gezähntem Rand und handförmig verlaufenden Blattadern; weiße Lippenblüten in Quirlen, etagenweise am Stängel angeordnet; Blütezeit Mai bis September

Hier wächst sie → an sonnigen bis halbschattigen Stellen, entlang von Gebüschen, Hecken, Weg- und Wiesenrändern, Gräben und Schuttplätzen

Nicht verwechseln mit → Gefleckter Taubnessel (*Lamium purpureum*) mit eiförmig-dreieckig bis herzförmigen Blättern und violetten Blüten, und Goldnessel (*Lamium galeobdolon*) mit meist silbern gezeichneten Blättern und gelben Blüten; beide wurden früher ähnlich wie die Weiße Taubnessel verwendet; Schwarznessel (*Ballota nigra*) mit weich behaarten, unangenehm modrig riechenden Blättern; Stechender Hohlzahn (*Galeopsis tetrahit*) mit verdickten Knoten, stacheligen Kelchen, fiederadrigen Blättern

So wirkt sie → zusammenziehend, sekretionshemmend, gewebeverdichtend, entzündungshemmend, juckreizstillend, mild schmerzstillend

Ernten: was, wann, wie?

Die voll entwickelten weißen Blüten, am besten im Frühjahr und Frühsommer, sie dürfen beim Sammeln nicht zerdrückt werden. Vom grünen Kelch befreit, trocknet man sie schonend an der Luft. Dunkel und trocken lagern, wenn die Blüten braun werden, verlieren sie ihre Wirksamkeit.

Was die alles kann

Durchkämmt man das alte Heilpflanzenwissen nach der Weißen Taubnessel, erhält man eine lange Liste an Einsatzgebieten. Das hübsch blühende Kraut wirkt gegen zahllose Zipperlein: Von Kopf bis Fuß, von außen nach innen, bei beiden Geschlechtern und für viele Organe soll die Taubnessel gut sein. Aber immer nur gut, nie ist von bester Wirksamkeit die Rede. Vielleicht liegt hier der Grund, warum die Taubnessel in der Pflanzenheilkunde fast in Vergessenheit geraten ist. Als Heilpflanze wissenschaftlich anerkannt ist die Weiße Taubnessel, und zwar hauptsächlich ihre Blüten, bei folgenden Beschwerden:

- leichten Entzündungen der Schleimhaut im Mund-Rachen-Bereich, vor allem bei Infekten der oberen Atemwege (Anwendung als Spülung),
- Weißfluss, der nicht mit einer Infektion oder schwerwiegenden Erkrankung zusammenhängt (Anwendung als Sitzbad),
- leichten, oberflächlichen Entzündungen der Haut, auch Nagelbettentzündungen (Anwendung als Auflage oder Teilbad).

Was das Volk ihr zutraut

Aus den Blüten braut man einen Schlaf- und Nerventee, der auch gegen Sodbrennen, Magendrücken und Darmbeschwerden helfen soll. Vor allem aber hat sich die Weiße Taubnessel einen hohen Ruf als Frauenheilpflanze bewahrt. Störungen der Menstruation und während der Wechseljahre sucht man mit ihrer Hilfe zu regulieren.

Ah!

Scheidenweißfluss (Fluor albus, Fluor vaginalis) ist ein weißliches, geruchloses Sekret, das aus der Vagina ausgeschieden wird. Er ist so normal wie Ohrenschmalz oder Urin, damit reinigt sich die Scheide. Bei einigen Frauen, zu bestimmten Zeiten im Zyklus, aber auch bei seelischer Belastung oder erhöhtem Stress kann dieser Weißfluss stark vermehrt sein. In solchen Fällen gilt die Weiße Taubnessel als besonders hilfreich.

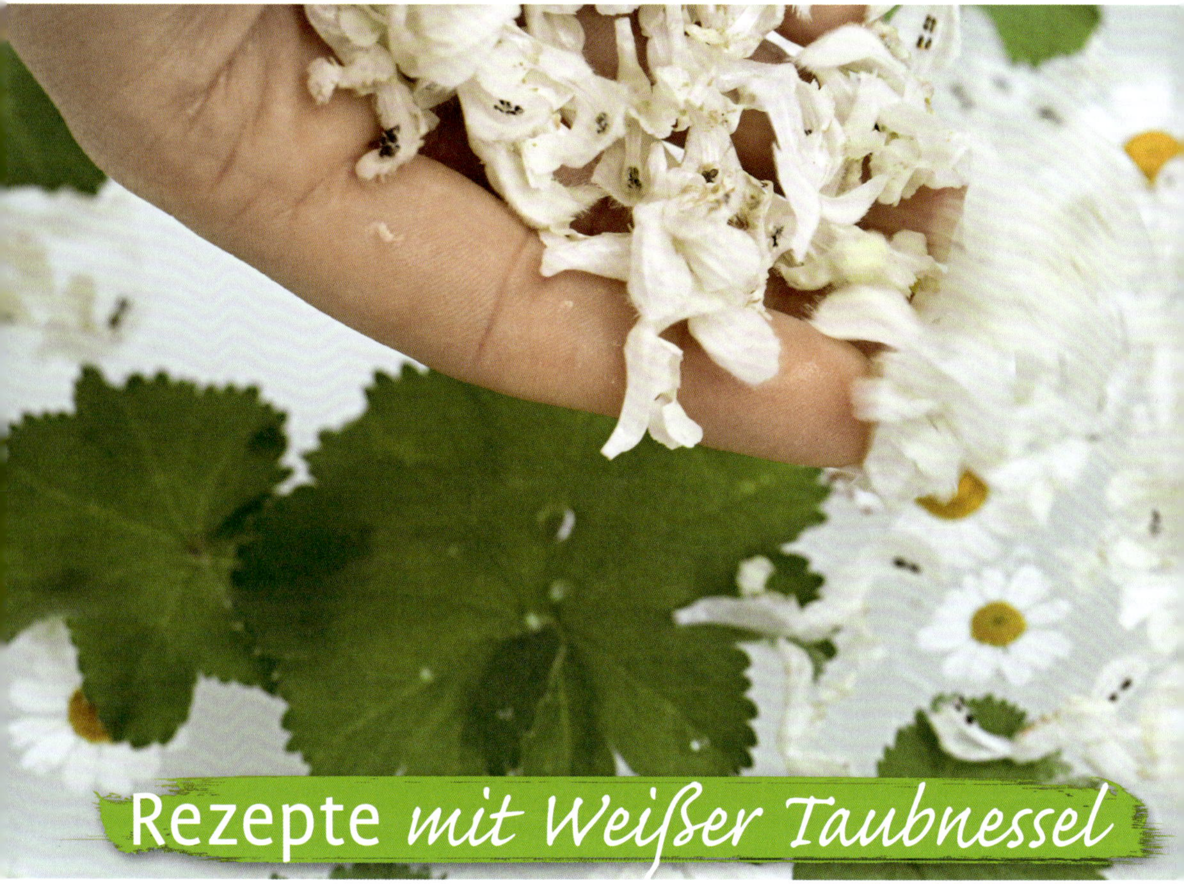

Rezepte mit Weißer Taubnessel

TaubnesselSitzbad

Gegen Weißfluss, solange er nicht krankhaft bedingt ist, nimmt man täglich, mindestens aber 4-mal in der Woche eine Spülung oder ein Sitzbad.

- 3 EL Taubnesselblüten
- 500 ml Wasser

Taubnesselblüten mit kochendem Wasser aufgießen, zugedeckt 10 Minuten ziehen lassen. Den abgeseihten Sud körperwarm anwenden. Für Sitzbäder wird der Sud in einer Sitzbadewanne mit warmem Wasser aufgefüllt. Die Badedauer sollte 5 Minuten nicht übersteigen. Statt einer Sitzbadewanne kann man auch das WC mit wenigen Handgriffen umfunktionieren: Eine große Mülltüte über die Toilettenbrille ziehen und festknoten. In die Mitte den Taubnesselsud gießen. Nach dem Bad ein Loch in die Tüte stoßen, so fließt der Sud ganz einfach ab.
Für Scheidenspülungen verwendet man eine sogenannte Frauen-, Vaginal- oder Intimdusche: Ein Gummiball wird mit der Flüssigkeit gefüllt und mit einem Mutterrohr eingebracht.
Frauenmantel, Gänsefingerkraut und Kamillenblüten, den Taubnesselblüten beigemischt, unterstützen deren Wirksamkeit.

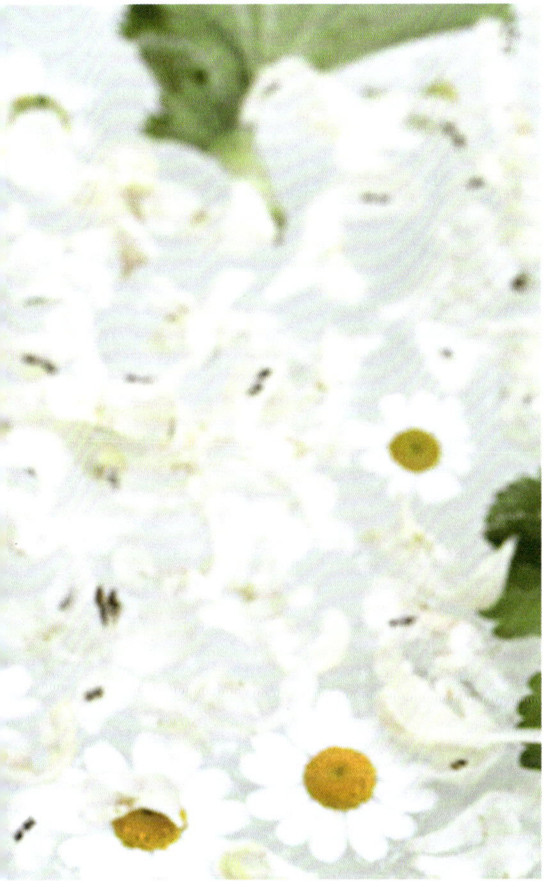

TaubnesselPackung

Oberflächliche Hautentzündungen lassen sich mit einer Auflage behandeln, die mit einem starken Taubnesselsud getränkt wurde.

- 5 TL getrocknete Taubnesselblüten
- 200 ml Wasser

Blüten mit kochendem Wasser überbrühen, 10 Minuten ziehen lassen. Ein Tuch oder eine Mullkompresse mit dem warmen Sud tränken, leicht ausdrücken und auf die betreffende Stelle auflegen. Mit einem weiteren Tuch fixieren, zusätzlich eine wärmende Umhüllung, etwa einen Wollschal darumwickeln. 15 Minuten einwirken lassen.

TaubnesselblütenTee

Zum Lösen von festsitzendem Husten sowie zum Spülen bei leichten Entzündungen im Mund-Rachen-Raum brüht man einen leichten Tee aus den Blüten auf.

- 1 TL getrocknete Taubnesselblüten
- 200 ml Wasser

Blüten mit kochendem Wasser übergießen, zugedeckt 5 Minuten ziehen lassen, dann abseihen. Bei Husten 3-mal täglich 1 mit Honig gesüßte Tasse trinken, bei Entzündungen mit dem auf Körpertemperatur abgekühlten Tee mehrmals täglich den Mund spülen oder gurgeln.

Mein persönliches Highlight

Ein Frauentee, der immer guttut: Taubnesselblüten, Frauenmantelkraut und Schafgarbe zu gleichen Teilen mischen. Lindert Beschwerden vor der Regelblutung und zum Beginn der Wechseljahre.

Schwarzer Holunder

Gleich **zweimal** pro Jahr veranstaltet der Schwarze Holunder ein Spektakel. Zu Beginn des Sommers zeigt der Strauch sich **hell** wie kein anderer und steht **in weißer Blütenpracht**. Zieht der Herbst ins Land, schmückt er sich **mit dunklen Perlen**, den schwarzen Früchten.

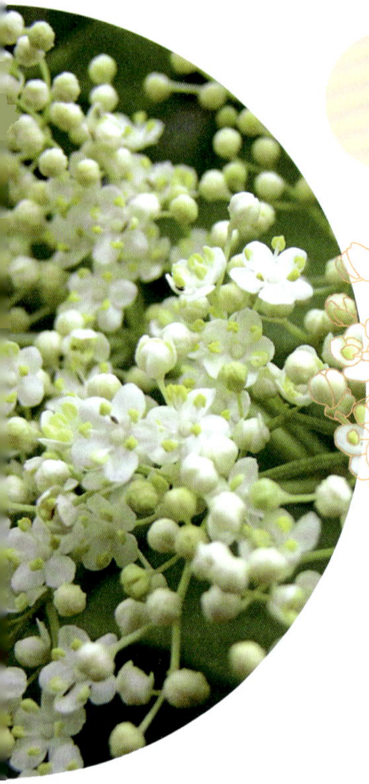

Kleine Vorstellungsrunde

So heißt er botanisch → *Sambucus nigra*

So sieht er aus → sommergrüner, 3–7 m hoher, unregelmäßig verzweigter Strauch oder kleiner Baum mit oft bogenförmig ausladenden Ästen und graubrauner, von vielen warzenartigen Erhebungen gekennzeichneter Rinde, Äste innen von weißem, schwammartigem Mark erfüllt; Blätter in 5–7 eiförmig zugespitzte, am Rand fein gesägte Fiedern geteilt, verströmen beim Zerreiben einen charakteristischen Geruch; gelblich weiße Blüten in schirmförmigen, meist überhängenden Blütenständen; blauschwarze, kugelige Steinfrüchte mit stark färbendem, burgunderrotem Saft; Blütezeit Mai bis Juli

Hier wächst er → sonnige bis halbschattige Stellen an Waldrändern und Lichtungen, in Hecken und Feldgehölzen, in Gärten

Nicht verwechseln mit → dem giftigen Zwergholunder (*Sambucus ebulus*), der aber nicht verholzt und stets aufgerichtete Blüten- und Fruchtstände hat

So wirkt er → schweißtreibend, schleimlösend, entzündungshemmend, harntreibend, immunstärkend

Ernten: was, wann, wie?

Die Blütenstände schneidet man voll erblüht, wenn sie voller Blütenstaub sind, an einem sonnigen, warmen Tag komplett von den Zweigen. Niemals waschen, sonst geht der wertvolle Blütenstaub verloren! Blüten werden für 10–15 Minuten auf ein großes Tablett gelegt und mit Zeitungspapier abgedeckt, so verschwinden alle Tierchen ans Licht. Für einen besseren Geschmack die Stiele so weit wie möglich kürzen. Rasch bei 30 °C trocknen oder weiterverarbeiten, die Blüten verfärben sich schnell braun. Früchte erntet man ebenfalls in ganzen Dolden, sobald sich mindestens drei Viertel der Beeren daran dunkel ausgefärbt haben, aber die reifen Früchte noch nicht eingetrocknet sind. Mit einer Gabel die einzelnen Früchte von den Stengeln streifen, dann umgehend verwerten.

Die Apotheke des Bauern

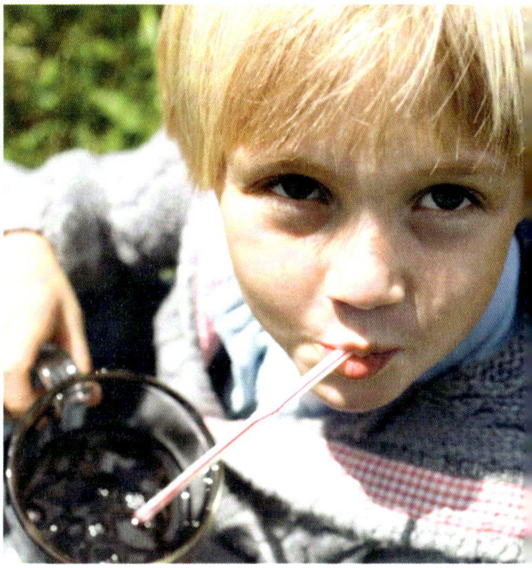

Vorm Holunder zog man früher ehrfürchtig den Hut, weil er gegen viele Krankheiten Hilfe versprach. Rinde, von oben nach unten abgezogen, sollte das Übel von oben nach unten aus dem Körper befördern, also etwa Durchfall erzeugen. Wurde sie dagegen in die umgekehrte Richtung abgeschält, rief sie Erbrechen hervor. Solche „Hausmittel" sind heute nicht mehr ratsam, man verlässt sich ausschließlich auf Blüten und Früchte:

- Holunderblüten wirken schweißtreibend, schleimlösend und entzündungshemmend. Sie werden deshalb zur Behandlung fiebriger Erkältungskrankheiten und grippaler Infekte eingesetzt.
- Weil die Blüten sanft die Harnausscheidung fördern und seit jeher zur Blutreinigung geschätzt sind, dienen sie als Heilmittel bei Hautproblemen.
- Holunderfrüchte, die ähnliche Effekte zeigen wie die Blüten, werden auch als Saft gegen Nervenschmerzen wie Ischias, Kopf- oder Zahnschmerzen, genommen. Getrocknet kaut man sie als mildes Abführmittel.

Konzentrierter Holunderbeersaft hält sogar Viren in Schach. Er verhindert ihr Eindringen in die Körperzellen, indem er die Zellmembranen stärkt.

Holunder tut Wunder

Blüten wie Früchte stärken die Immunabwehr, weshalb man sie meist zur Vorbeugung einnimmt, die Blüten zum Schutz vor Sommergrippe, die Früchte, vor Krankheiten im Winter. Sind es in den Blüten vor allem ätherische Öle und Flavonoide, steckt in den Früchten eine Fülle an Vitaminen, Mineralien und sekundären Pflanzenstoffen.

Ah!

Die knapp erbsengroßen Früchte des Schwarzen Holunders enthalten winzige Steinkerne. Darin, aber auch in unreifen Früchten und in den Stielen sind größere Mengen Sambunigrin enthalten. Dieser Stoff kann Übelkeit, Magenschmerzen, Erbrechen und Durchfall verursachen. Durch Hitze, Trocknung oder Einlegen in Alkohol wird er zerstört.

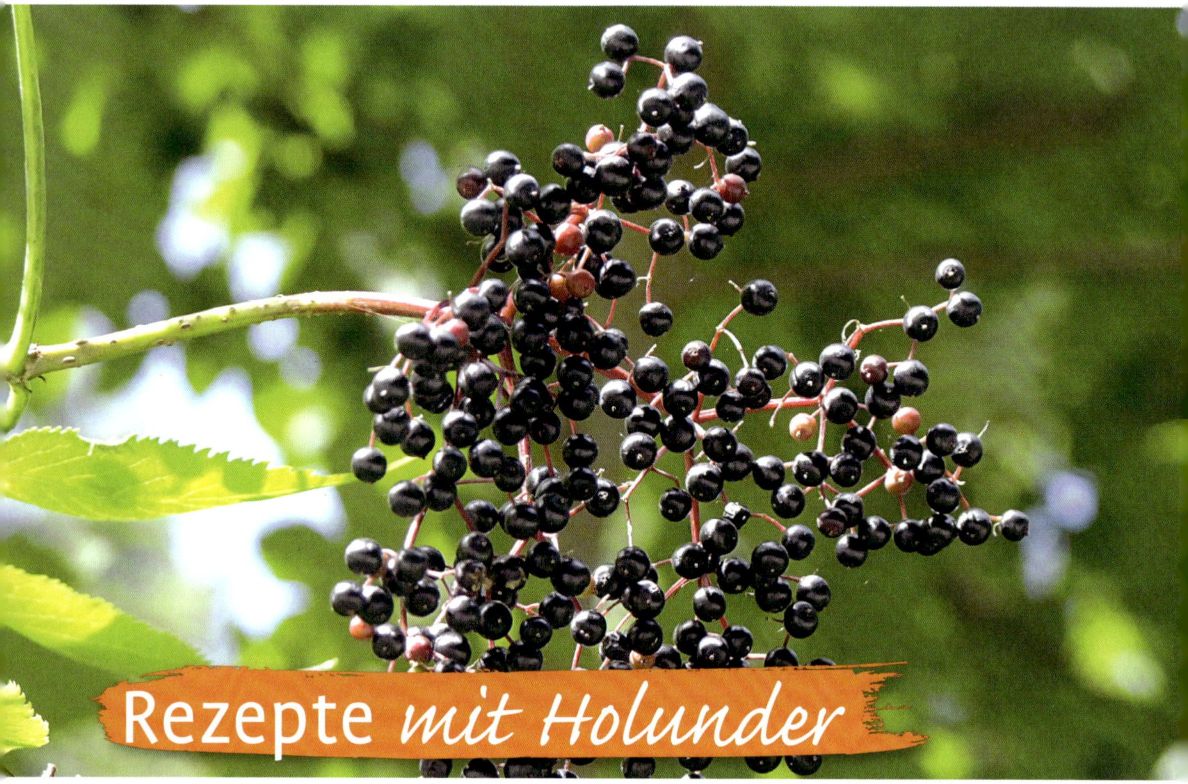

Rezepte *mit Holunder*

HolunderblütenSirup

Heute mehr für den Szene-Drink Hugo benötigt, ist der Holunderblütensirup immer noch eine gute Alternative zum Blütentee als Prophylaxe vor sommerlichen Erkältungen.

- 1 kg Zucker
- 1 l Wasser
- 15–20 Holunderblütendolden
- 2 unbehandelte Zitronen
- 20 g Zitronensäure

Zucker mit dem Wasser unter Rühren erhitzen, 10–15 Minuten sprudelnd kochen, dann abkühlen lassen. In das lauwarme Zuckerwasser die Zitronensäure mischen. Ein großes Schraubglas mit den Holunderblüten füllen. Zitronen in Scheiben schneiden, oben auflegen. Mit dem Zuckersud übergießen. Über Nacht, höchstens 2 Tage stehen lassen, dann abfiltern. In sterile Flaschen füllen, sorgfältig verschließen, im Kühlschrank lagern. Nach Geschmack eine kleine Portion vom Holunderblütensirup mit Wasser oder einem leichten Tee mischen und genießen.

Achtung, trotz aller Vorsicht und Hygiene kann es passieren, dass der Sirup zu gären beginnt. Deshalb unbedingt kalt lagern. Flaschen immer vorsichtig öffnen, zischt es dabei oder fängt der Sirup an zu perlen und zu schäumen, vergärt der Sirup. Bleibt die Flüssigkeit klar und duftet appetitlich, entsteht ein prickelndes, leicht alkoholisches Getränk, der Holunderblütensekt. Wird die Flüssigkeit milchig, trübe und reicht sie unangenehm, ist eine wilde Gärung eingetreten. Dabei können Fuselstoffe entstehen, deshalb solche Ansätze verwerfen.

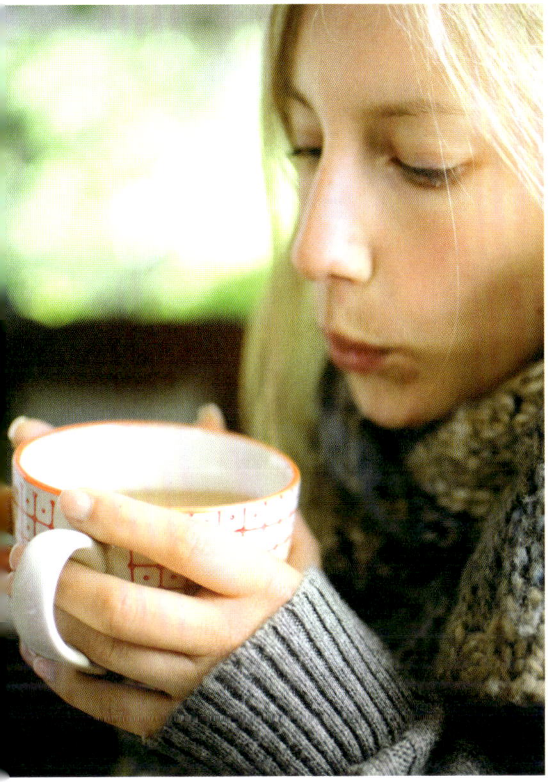

HolunderbeerSaft

Saft macht man am besten mit einem Dampfentsafter. Wer keinen besitzt, kann sich aber auch anders behelfen:

- 1 Litermaß frische Holunderbeeren, von den Stielen gestreift
- 100 g Zucker
- 250 ml Wasser
- Saft von 1 Zitrone

Holunderbeeren mit dem Zucker mischen, ein paar Stunden, besser über Nacht Saft ziehen lassen. Dann mit Wasser und Zitronensaft aufkochen, 15 Minuten unter Rühren bei milder Hitze simmern lassen. Den sich bildenden Saft durch ein feines Sieb auffangen. Nochmals aufkochen und in saubere Flaschen füllen.

Den Saft trinkt man stets warm, entweder in kleinen Portionen pur oder verdünnt mit Wasser oder Apfelsaft. Mit etwas Zimt oder anderen Gewürzen, dazu Saft oder Tee, lässt sich der Saft schnell zu einem alkoholfreien Punsch verfeinern.

HolunderblütenTee

Zur Vorbeugung, zur Blutreinigung und für einen Schwitztee werden die Blüten als Heißaufguss zubereitet. Im Volksmund heißt dieser Tee auch Fliederblütentee. Flieder ist ein alter Name für den Holunder.

- 2 EL frische, weitgehend von den Stielen befreite oder 2 TL getrocknete Holunderblüten
- 200 ml Wasser

Holunderblüten mit kochendem Wasser aufgießen, zugedeckt 5–10 Minuten ziehen lassen, abseihen. Kurmäßig über 3–6 Wochen täglich 1 Tasse trinken.
Als Schwitztee und bei akuten grippalen Infekten mehrmals täglich 1 Tasse trinken, bis Schwitzen einsetzt. Dann den Körper warm in Decken einpacken und mindestens 30 Minuten ruhen. Mit Lindenblüten und Mädesüss gemischt, verstärkt sich die Wirkung.

Mein persönliches Highlight

1 Teil frische Holunderblüten mit 3 Teilen mildem Oliven- oder Traubenkernöl mischen, 2 Wochen im Kühlschrank lagern, abfiltern. Holunderblütenöl eignet sich zur Pflege von gereizter, rissiger Haut.

Wilde Malve

Elfengleich flattern die zarten, **elegant** gemusterten Malvenblüten in der milden Frühsommerbrise. Mal glitzern sie jugendlich **rosafarben**, mal leuchten sie zwischen **frischgrünem Blattwerk** fast schon verrucht lila. Da muss man einfach zugreifen.

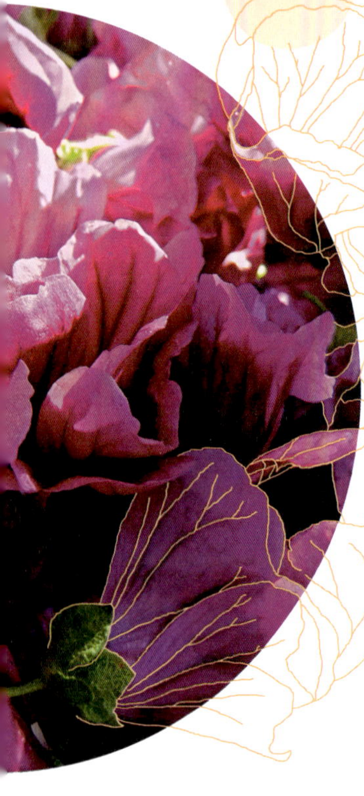

Kleine Vorstellungsrunde

So heißt sie botanisch → *Malva sylvestris; Malva sylvestris* ssp. *mauritania* (Mauretanische, Algier- oder Garten-Malve)

So sieht sie aus → zwei- oder mehrjähriges, knie- bis hüfthohes Kraut mit kräftigen, sich unten vielfach verzweigenden Stängeln; wechselständige, rundliche, drei- bis siebenfach gelappte Blätter; glockenförmige Blüten aus fünf rosafarbenen bis violetten, dunkler geäderten Kronblättern; scheibenförmige Früchte, dicht an dicht aufgereiht wie Geldrollen und eingehüllt in Kelchblätter; Blütezeit Mai bis September

Hier wächst sie → sonnige Stellen, an Wegrändern, Ackerrainen, auf Ödland und in Gärten

Nicht verwechseln mit → Moschusmalve (*Malva moschata*) und Rosenmalve (*Malva alcea*) mit stark zerteilten Blättern, Bechermalve (*Lavatera trimestris*) mit verwachsenem Außenkelch, alle aber ungiftig

So wirkt sie → reizlindernd, leicht zusammenziehend, entzündungshemmend

Ernten: was, wann, wie?

Die Blüten samt Kelch, sobald sie ganz aufgeblüht sind. Beim Trocknen verfärben sie sich hellblau bis blauviolett. Schnell und schonend trocknen, sonst geht die Farbe verloren. Junge Blätter erntet man kurz vor und während der Blütezeit.

Sanft wie Seide

So grazil die Blüten erscheinen, so sanft erweisen sich Malven auch von ihrem Heilpflanzencharakter. Feinfühlig wie ein Seidentuch legen sie sich dank der reichlich enthaltenen Schleimstoffe auf Haut und Schleimhäute. So streicheln sie Jucken, Kratzen, Brennen und andere unangenehme Empfindungen fort und breiten eine Schutzschicht aus, die Beschwerden fernhält. Diese einhüllenden Eigenschaften entfalten Malven als:

- Hustenmittel – Heiserkeit, Reizhusten, trockener Erkältungshusten im Anfangsstadium sowie Rachenentzündung werden gelindert,
- Hautheilmittel – bei Juckreiz, Insektenstichen, entzündeter Haut, Ekzemen, Neurodermitis oder Schuppenflechte bringen Malven rasch Hilfe,
- Magenmittel – Sodbrennen, Magen- und Darmschleimhautentzündungen sind bald entschärft.

Malve oder nicht Malve

Gewöhnlich bevorzugt man die Blüten der Malve als heilkräftige Droge, weil sie besonders viele Schleimstoffe und zudem Flavonoide enthalten. Außerdem bewirken sie mit ihrer Farbe Wohlgefühl, und das gehört zum Gesundwerden dazu. Ein Tee funkelt erfrischend blau und färbt sich mit ein paar Tropfen Zitronensaft anregend rotviolett. Trotzdem werden zu den Blüten häufig auch Blätter gemischt. Blüten wie Blätter haben keinen ausgeprägten Duft oder Geschmack, sondern schmecken eher fade.

Farbe und Geschmack der Malven lassen so keine Verwechslung mit dem „Malventee“ aufkommen, der vielfach im Lebensmittelhandel und in Drogerien angeboten wird. Knallrot und mit säuerlichem Aroma entpuppt sich der als Hibiskustee, er stammt von der tropischen Roselle (*Hibiscus sabdariffa*) und ist nicht heilkräftig.

Ah!

Schleimstoffe binden nicht nur schädliche Keime oder Reizmittel, sondern können auch Wirkstoffe von Medikamenten abfangen und so deren Wirksamkeit beeinträchtigen. Wer Arzneimittel einnimmt, sollte zwischen deren Einnahme und dem Verzehr von Malvenzubereitungen mindestens eine, besser zwei Stunden verstreichen lassen.

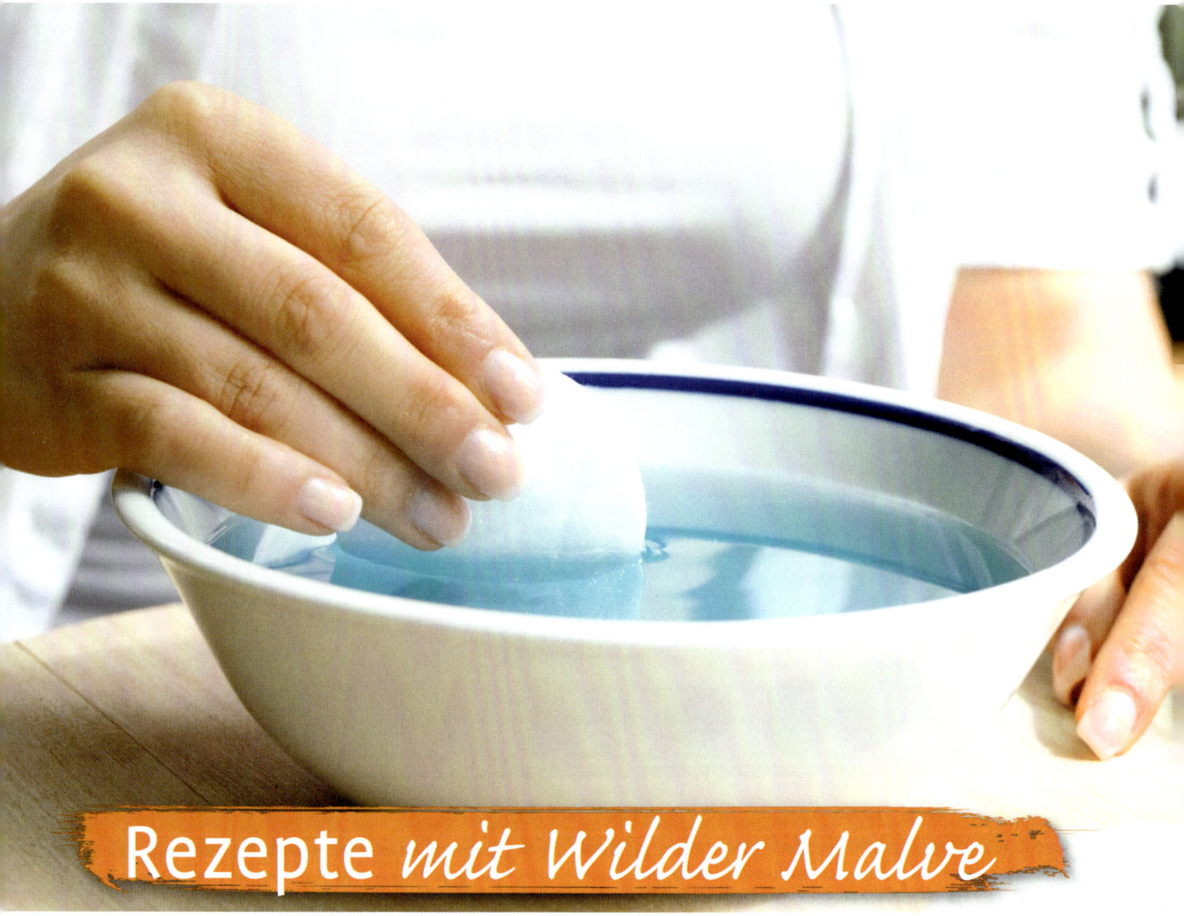

Rezepte *mit Wilder Malve*

*Malven*Tee

Bei wundem Hals, quälendem Hustenreiz oder um den Magen zu beruhigen, verheißt ein echter, blauer Malventee baldige Besserung. Damit die Schleimstoffe erhalten bleiben, muss er unbedingt kalt angesetzt werden.

- 1 EL frische oder 1 TL getrocknete Blüten (und Blätter)
- 200 ml Wasser

Blüten mit Wasser übergießen. Für mindestens 2 Stunden oder über Nacht ziehen lassen, dabei gelegentlich umrühren, dann abseihen. In kleinen Portionen in den Mund nehmen und langsam schlucken. Der Tee kann vor der Einnahme auch ganz leicht angewärmt werden.

In größerer Menge lässt sich Malventee auch für Sitz- oder Teilbäder nutzen. Bei Beschwerden im Vaginal- oder Analbereich wirkt ein Sitzbad mit Malve sehr erleichternd, auch bei Hämorrhoiden kommt es zur Anwendung.

Achtung, den Ansatz niemals länger als 24 Stunden stehen lassen. Schleimstoffe sind leider auch eine gute Grundlage für Keime, die sich darin ungeheuer schnell vermehren können.

MalvenUmschlag

Das einfachste Rezept für einen Malvenumschlag besteht im Auflegen von gequetschten Malvenblättern auf die betroffenen Körperpartien. Bei Bagatellen wie einem Insektenstich ist das durchaus empfehlenswert. Bei großflächigeren Hautreizungen oder offenen oder nässenden Wunden darf dagegen keinesfalls frisch gepflücktes Pflanzenmaterial aufgelegt werden. Die Gefahr, dass so auch Schmutz und Keime auf die Haut gelangen, die weitere Entzündungen verursachen können, ist viel zu groß. In diesem Fall eignet sich ein mit Malventee getränktes sauberes Tuch viel besser.

- 2 EL frische oder 2 TL getrocknete Blüten (und Blätter)
- 250 ml Wasser

Das Wasser auf maximal 60 °C erwärmen und über die Blüten gießen. Rund 15 Minuten ziehen lassen, dann abgießen. Mit dem Tee eine Kompresse (Wattepad, Baumwolltuch oder ähnliches) tränken, auf die Haut auflegen. Mit einem weiteren Tuch abdecken. 20 Minuten einwirken lassen. Wird ein warmer Umschlag gewünscht, legt man eine Wärmflasche oder ein erhitztes Kirschkernkissen obenauf.

Der Tee kann auch in etwas Quark gerührt werden, für einen besonders bei starkem Juckreiz hilfreichen Malven-Quark-Umschlag. Als Packung wirkt dieser äußerst wohltuend bei Sonnenbrand oder Heuschnupfen, wenn die Haut spannt oder juckt und das Gesicht aufgequollen ist.

MalvenTinktur

Zur Einnahme bei Magenbeschwerden, aber auch zur Bereitung von Umschlägen ist eine Tinktur sehr praktisch. Wichtig: Für die empfindlichen Malvenblüten sollte man keinen allzu starken Alkohol verwenden.

- 1 Handvoll frische Malvenblüten
- 300 ml Alkohol mit 30–40 Vol.-% (z. B. Korn, Grappa, Wodka oder entsprechend verdünnter Weingeist)

Malvenblüten 1 Tag anwelken lassen. In ein Gefäß füllen, mit Alkohol übergießen. An einem dunklen, zimmerwarmen Ort stellen. Täglich mehrmals schütteln. Nach 1 Woche abfiltern. Dunkel und kühl aufbewahren.

Bei Bedarf nimmt man 2- bis 3-mal täglich 20 Tropfen ein oder mischt 30 Tropfen in 200 ml Wasser für einen Umschlag.

Mein persönliches Highlight

Man muss schon fleißig zupfen, um sich von den zarten Malvenblüten einen Vorrat anzulegen. Aber je mehr man pflückt, desto reicher kommen neue Knospen nach. Manche Pflanzen köpfe ich sogar, dann bilden sie viele Seitentriebe.

Echte Kamille

Goldene Köpfchen mit einem weißen Strahlenkranz, jugendlich zart und frisch leuchten sie vom Getreidefeld oder Wegrand herüber: Kamillen! Ein feiner Duft, fruchtig-süßlich-krautig und ein bisschen nach grünem Apfel, macht sie schier unverwechselbar.

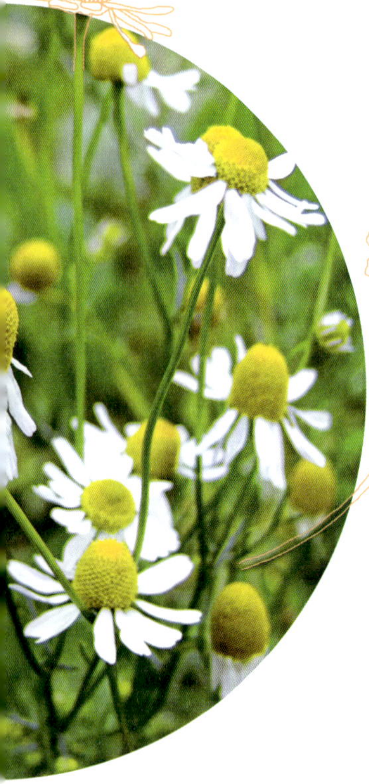

Kleine Vorstellungsrunde

So heißt sie botanisch → *Matricaria recutita*

So sieht sie aus → bis kniehohe, krautige Pflanze mit dünnen Stängeln, die sich oben mehrfach verzweigen; Blätter fein gefiedert; Blütenkörbchen anfangs flach, später kegelförmig gewölbt und im Innern hohl (wichtiges Erkennungsmerkmal!), goldgelbe Mitte mit Kranz aus weißen Strahlenblüten, diese anfangs seitlich abgespreizt, später hinuntergeschlagen; Blütezeit Mai bis September

Hier wächst sie → an sonnigen Stellen, Äcker, Ödland, Schuttplätze, Gärten

Nicht verwechseln mit → Acker-Hundskamille (*Anthemis arvensis*), Geruchlose Kamille (*Tripleurospermum maritimum* ssp. *inodorum*), Stinkende Hundskamille (*Anthemis cotula*) alle vom Aussehen sehr ähnlich, aber ohne den typischen Duft und mit markhaltigem, niemals hohlem Körbchenboden

So wirkt sie → entzündungs- und keimhemmend, wundheilungsfördernd, abschwellend, austrocknend, reiz- und schmerzlindernd, krampflösend, beruhigend

Ernten: was, wann, wie?

Die Blüten müssen voll erblüht sein, die weißen Zungenblüten sollen sich bereits nach unten senken. Man pflückt bei schöner Witterung die kompletten Blütenköpfchen. Direkt weiter verarbeiten oder schonend an der Luft trocknen. Kühl und dunkel lagern.

Tausendsassa unter den Heilpflanzen

Die Kamillenwirkstoffe, ätherische Öle wie Bisabolol und Matricin, Flavonoide, Schleimstoffe und weitere, zeigen starke Wirkung, bleiben aber sanft in der Anwendung und werden in aller Regel gut vertragen.

Begleiter in allen Lebenslagen

Die Echte Kamille zählt zweifellos zu den bekanntesten, vielseitigsten und am häufigsten verwendeten Heilpflanzen. Schon von ganz klein auf kommt man mit ihr in Berührung. Beim Baby dient sie zur Pflege des wunden Pos, beim Kind stillt sie Bauchweh und lindert Schnupfen. Erwachsenen hilft sie bei kleinen Unpässlichkeiten wie auch bei schwereren Erkrankungen. Das Wirkungsspektrum der Echten Kamille ist entsprechend breit:

Keinesfalls darf Kamille an den Augen angewendet werden, weil sie diese stark reizen kann.

- äußerlich bei Hautproblemen wie Reizungen, Entzündungen, Ekzemen, Akne, Hämorrhoiden und Wundsein, nach Geburten,
- äußerlich zur Inhalation bei Erkältungen und Infekten der oberen Atemwege, zum Gurgeln bei Zahnfleisch-, Mund- und Rachenentzündungen, bei Zahnweh und zur Nachsorge bei Zahn- oder Kieferoperationen,
- innerlich bei Magen-Darm-Störungen, als Hausmittel bei Blähungen, Übelkeit, Erbrechen und Durchfall wie auch zur unterstützende Therapie bei krampfartigen Magenschmerzen, chronischen Magenbeschwerden, -geschwüren und bei Magenschleimhautentzündungen,
- innerlich bei Unruhe, Schlafstörungen und nervösen Herzbeschwerden sowie krampfartigen Menstruationsschmerzen.

Kinderkraut und Mutterkraut

Die Echte Kamille ist nicht nur eine beliebte Kinderheilpflanze. Gemäß ihren Namen wie Mägdeblume oder Mutterkraut ist sie hilfreich bei Regelschmerzen, Scheidenpilzinfekten und Dammrissen.

Ah!

Immer wieder sagt man der Kamille nach, sie löse Allergien aus. Das allergene Potenzial von Kamillenpräparaten beruht aber wohl auf einer Verunreinigung mit Stinkender Hundskamille *(Anthemis cotula)*. Trotzdem sollte man bei bekannter Überempfindlichkeit gegen Korbblütler vorsichtig im Umgang mit Kamille sein.

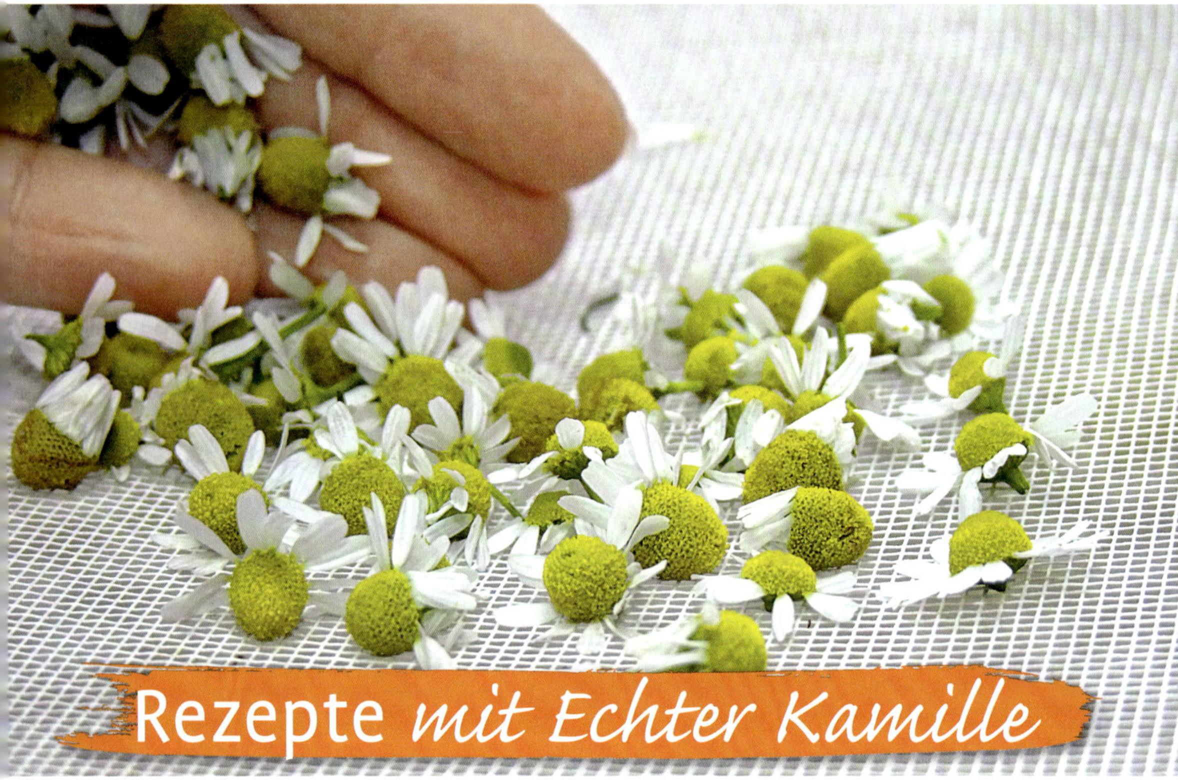

Rezepte *mit Echter Kamille*

*Kamillen*Tee

Ein Tee aus frischen Blüten schmeckt blumiger und fruchtiger als einer aus getrockneten. Die frischen Blüten enthalten mehr ätherische Öle, die für die Wirkung der Kamille wichtig sind. Wohltuend sind sie aber beide.

- 1 gehäufter EL frische oder 1½ TL getrocknete Kamillenblüten
- 200 ml Wasser

Blüten mit kochendem Wasser übergießen, zugedeckt 5 Minuten ziehen lassen, dann abseihen. 3- bis 4-mal täglich 1 Tasse trinken. Für Kinder nimmt man weniger Kamillenblüten, bei Säuglingen und Kleinkindern ein Drittel, bei Schulkindern bis 10 Jahren die Hälfte.

Rollkur *mit Kamille*

Ein Klassiker unter den Hausmitteln bei Magenbeschwerden: Kamillentee trinken und sich nacheinander auf alle Seiten legen, damit der Tee überall auf die Magenschleimhaut einwirken kann.

- 3 EL frische oder 3 TL getrocknete Kamillenblüten
- 500 ml Wasser
- 10 ml Kamillentinktur (siehe folgendes Rezept)

Blüten mit kochendem Wasser aufgießen, zugedeckt 5 Minuten ziehen lassen, abseihen. Kamillentinktur zugeben. Morgens auf nüchternen Magen 2 Tassen trinken. Je 5 Minuten auf den Rücken, auf die eine Seite, auf den Bauch und auf die andere Seite legen. Dann eine halbe Stunde warm eingepackt ruhen.

*Kamillen*Tinktur

In einem alkoholischen Auszug fängt man im Vergleich zu Tee oder anderen wässrigen Zubereitungen viel mehr von den ätherischen Ölen wie dem entzündungshemmenden Matricin und dem krampflösenden und antibakteriell wirksamen Bisabolol ein. Die Tinktur ist innerlich wie äußerlich einsetzbar.

- 1 Handvoll frische oder 3 EL getrocknete Kamillenblüten
- 100 ml Alkohol (70 Vol.-%)

Kamillenblüten in ein Schraubglas füllen, mit dem Alkohol übergießen. 1 Woche an einen dunklen, zimmerwarmen Ort stellen, täglich schütteln. Nach dem Abfiltern in eine dunkle Glasflasche umfüllen und kühl lagern. Für die innerliche Anwendung 3- bis 4-mal täglich 15–20 Tropfen in ein Glas Wasser oder milden Tee geben und trinken. Für die äußere Anwendung mit Wasser im Verhältnis 1:10 verdünnen.

*Kamillen*Säckchen

Bei Ohrenschmerzen, beispielsweise einer leichten Mittelohrentzündung, bringt eine Auflage aus Kamillenblüten sanfte Linderung.

- 1 Handvoll getrocknete Kamillenblüten
- 1 dünnes Baumwoll- oder Leinentuch (z. B. Serviette, Taschentuch)
- etwas Watte, Rohwolle oder ein kleines Frotteetuch
- Wollschal oder Wollmütze

Kamillenblüten in die Mitte des Tuches geben und das Tuch zu einem flachen Kissen zusammenfalten oder -binden. Auf einem Heizkörper oder zwischen zwei Wärmflaschen erwärmen. Gut durchkneten, um die ätherischen Öle freizusetzen, und das Kamillenblütenkissen dann aufs Ohr legen. Mit Watte, Wolle oder dem gefalteten Frotteetuch abdecken und mit Wollschal oder -mütze fixieren. Eine halbe Stunde einwirken lassen, danach weiterhin warm halten.

*Kamille*Mandelmilch

Man kann nicht abschalten vom Alltagsstress und findet einfach keine Ruhe? Mandelmilch mit Kamille verhilft da zu erholsamem Schlaf – und das auch noch ganz vegan.

- 1 TL getrocknete Kamillenblüten
- 1 Handvoll Mandeln
- 1 getrocknete Aprikose
- ein paar Rosinen
- Wasser

Die Aprikose in Würfel schneiden, Mandeln und Rosinen zufügen. Mit Wasser bedecken und mindestens 8 Stunden einweichen. Abgießen und mit der 5-fachen Menge Wasser sowie 1 TL getrockneteten Kamillenblüten ganz fein pürieren. Durch ein Passiertuch filtern, Reste gut ausdrücken.

Linde

Wenn Linden anfangen, verschwenderisch süß zu duften, und die Bienen in ihren Kronen laut vernehmlich summen, dann ist der Hochsommer da. Als letzte der heimischen Laubbäume beginnt die Linde zu blühen, dafür fällt das Blütenfest aber auch besonders opulent aus.

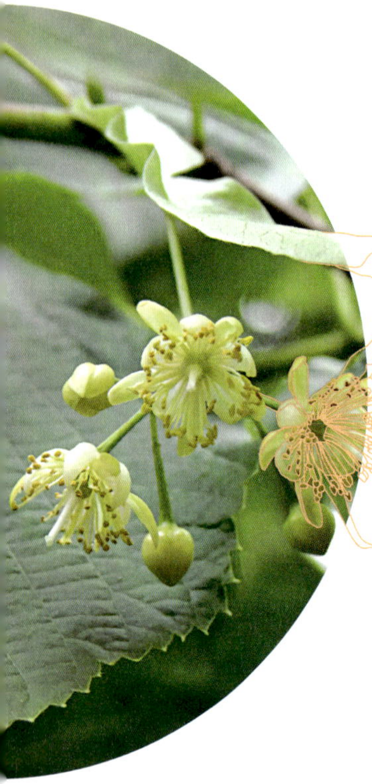

Kleine Vorstellungsrunde

So heißen sie botanisch → *Tilia cordata* (Winterlinde), *Tilia platyphyllos* (Sommerlinde)

So sehen sie aus → laubabwerfende, bis 40 m hohe Bäume mit halbkugeligen bis kegelförmigen Kronen und rissiger, braungrauer Rinde; wechselständige Blätter schief herzförmig und mit gesägtem Rand, unterseits mit weißem (Sommerlinde) oder braunem (Winterlinde) Flaum in den Winkeln der Blattadern; kugelige Pomponblütchen zu mehreren an einem hellgrünen bis gelblichen, flügelartigen Tragblatt; kugelige, braune Kapselfrüchte; Blütezeit Juni bis Juli

Hier wachsen sie → an sonnigen Stellen, in Wäldern, Parks, Gärten, Alleen und auf Dorfplätzen

So wirken sie → schweißtreibend, fiebersenkend, abwehrstärkend, hustenreizdämpfend, beruhigend, schlaffördernd, schwach krampflösend

Ernten: was, wann, wie?

Blüten samt Tragblatt an einem warmen Tag, sobald sie sich voll geöffnet haben und stark duften. Pro Blütenbüschel sollten wenigstens die Hälfte der kugeligen Knospen bereits aufgeblüht, aber möglichst noch keine Blüte schon im Welken begriffen sein. Lindenblüten umgehend an einem schattigen, gut belüfteten Ort trocknen, sonst verfärben sich die gelben Blüten braun. Unbedingt luftdicht verschlossen, dunkel und kühl lagern, damit die ätherischen Öle nicht verfliegen und um Schimmel zu vermeiden.

Baum der Herzen …

Lindenblätter haben die Form eines Herzens. Unter Linden spielen Herzensangelegenheiten eine große Rolle. Dank ihres betörenden Dufts zur Blütezeit fanden sich im Schutz der Lindenbäume schon immer Liebespaare zum Tête-à-tête ein, tanzte das Volk fröhlich in den Sommer, hielt man Gericht ab für ein gelindes Urteil.

Für den Hausgebrauch pflückt man auch die Blüten von Silberlinden (*Tilia tomentosa*). Für die Heilwirkung dieser Lindenart gibt es aber keine wissenschaftlichen Nachweise.

Baum der Nutzen

Aber Linden hatten auch schon immer einen großen Nutzen. Ihr weiches Holz eignet sich zum Schnitzen, ihr Nektarreichtum sorgt für Honig, ihr Laub verköstigte zumindest früher das Vieh. Und nicht zuletzt sind Lindenblüten seit jeher ein Standardmittel in der Hausapotheke.

- Lindenblüten lindern im wahrsten Sinn des Wortes, in erster Linie Erkältungskrankheiten.
- Ein Tee daraus schmeckt nicht nur lind und mild, sondern mindert auch trockenen Reizhusten.
- Ein Bad darin entspannt und mäßigt Nervosität, dämpft aber auch Schmerzen und löst Muskelverspannungen.

Lindenvielfalt

Gleich zwei Lindenarten sind bei uns heimisch, und beide werden medizinisch wie volksheilkundlich genutzt. Die Sommerlinde blüht gewöhnlich rund zwei Wochen vor der Winterlinde. Im Vergleich zur Winterlinde sind die Blätter der Sommerlinde größer und unter den für Linden so typischen Tragflügeln baumeln bei ihr weniger Blüten in kleinen Büscheln. Für heilkundliche Zwecke ist es unerheblich, welche der beiden Lindenarten man verwendet.

Ah!

Ein Lindenblütentee wirkt nur dann richtig schweißtreibend und damit fiebersenkend, wenn er zum rechten Zeitpunkt eingenommen wird: Morgens und mittags bleibt er ohne großen Effekt. Trinkt man ihn dagegen dampfend heiß am Nachmittag oder Abend, bricht einem bald der Schweiß aus allen Poren.

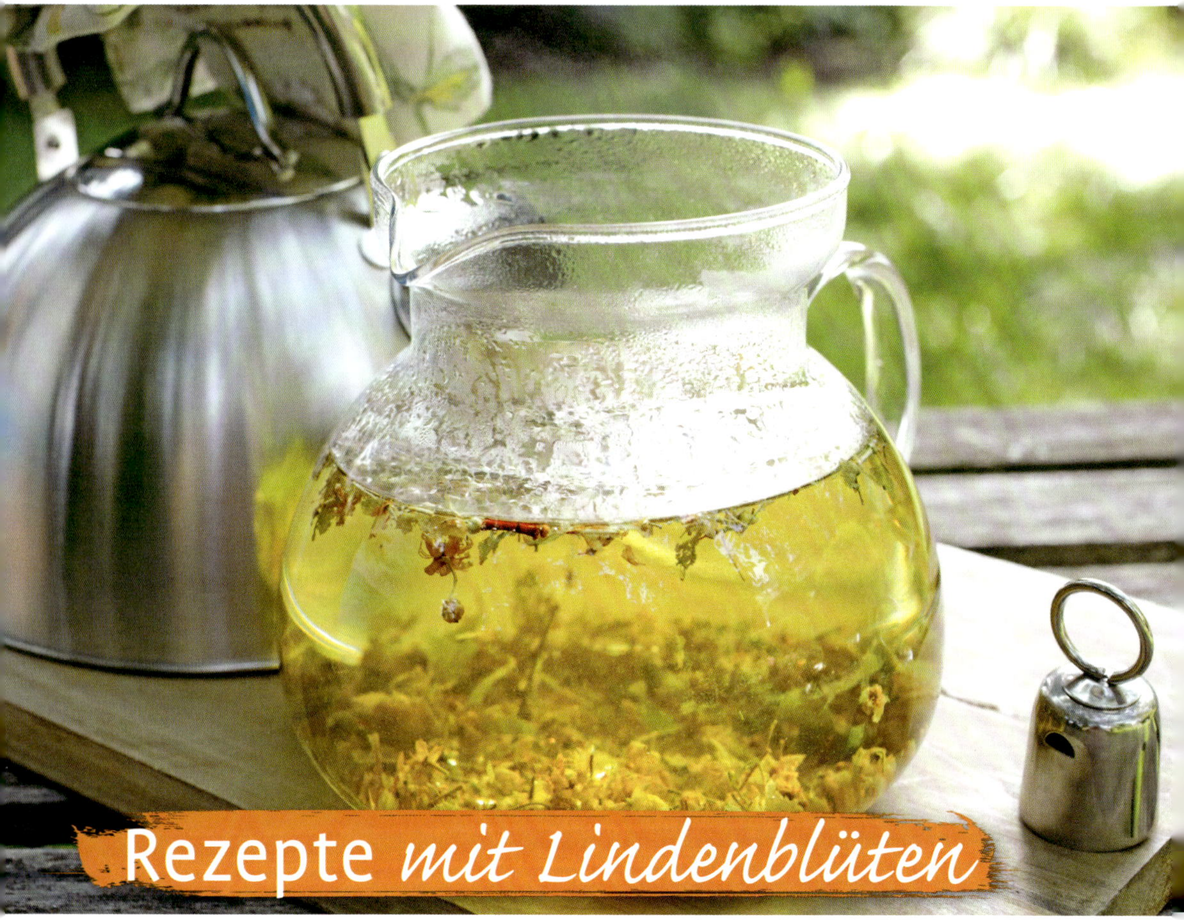

Rezepte *mit Lindenblüten*

*Lindenblüten*Tee

Der Schwitztee schlechthin bei Erkältungen. Heiß treibt er die Körpertemperatur in die Höhe, kalt erfrischt er wunderbar den aufgeheizten Körper und hilft bei Hitzewallungen in den Wechseljahren.

- 1 kleine Handvoll frische oder 1 EL getrocknete Lindenblüten
- 200 ml Wasser

Wasser aufkochen, ein paar Minuten abkühlen lassen und über die Lindenblüten gießen. Tee zugedeckt 5 Minuten ziehen lassen, dann abseihen und nach Wunsch leicht süßen. Als Schwitztee so heiß wie möglich trinken, am besten im Bett einnehmen oder zumindest anschließend warm zugedeckt mindestens eine halbe Stunde ruhen. Als Eistee nach Belieben mit Apfel- oder Zitronensaft abschmecken.

Für den Einsatz bei Reizhusten den Lindenblütentee kalt ansetzen, so bleiben die wertvollen Schleimstoffe erhalten: Lindenblüten mit kaltem Wasser aufgießen, abgedeckt 30–60 Minuten ziehen lassen, nach Wunsch vorsichtig auf milde Trinktemperatur erwärmen, mehrere Tassen über den Tag verteilt in kleinen Schlucken trinken.

*Lindenblüten*Bad

Ein Vollbad mit einem starken Lindenblütenaufguss ist Entspannung pur, nicht nur für überanstrengte Muskeln und Knochen, sondern auch bei strapazierten Nerven und bei Kopfschmerzen. Um heilsames Schwitzen zu fördern, ist ein Fußbad angezeigt. Lindenblütenbäder sind auch für Kinder, selbst für Säuglinge schon geeignet, die milden Inhaltsstoffe der Linden wirken zusätzlich noch pflegend auf die Haut.

- 3 große Handvoll frische oder 5 EL getrocknete Lindenblüten
- 1 l Wasser

Lindenblüten mit heißem, aber nicht mehr kochendem Wasser überbrühen und zugedeckt 10 Minuten ziehen lassen. Abseihen und den Sud zum Badewasser gießen. Vollbad mit 38–40 °C Badewassertemperatur 15–20 Minuten genießen. Fußbad nach 10 Minuten beenden, die Füße sorgsam trocken tupfen, sofort dicke Wollsocken anziehen und eine halbe Stunde zugedeckt ruhen.
Für ein beruhigendes, das Einschlafen förderndes Bad für Säuglinge und Kleinkinder bis zum Schulalter bereitet man den Lindentee schwächer zu und verkürzt die Badedauer auf 10 Minuten: Eine gute Handvoll frische oder 2 EL getrocknete Lindenblüten auf 1 Liter Wasser.
Achtung: Bei akutem Fieber und bei Herz-Kreislauf-Erkrankungen dürfen Schwitzbäder nicht angewendet werden!

*Lindenblüten*Dampfbad

Bei Schnupfen oder leichter Bronchitis bringt das Inhalieren mit Lindenblüten Erleichterung. Die Schleimhäute schwellen ab und die Atemwege werden wieder frei. Ein Dampfbad tut aber auch der Haut gut, denn es wirkt entzündungshemmend.

- 1 Handvoll frische oder 1 EL getrocknete Lindenblüten
- 1 EL frische oder 1 TL Salbeiblätter
- 1 EL frische oder 1 TL Thymian
- 1 l Wasser

Kräuter in eine große Schüssel geben und mit heißem, nicht mehr kochendem Wasser übergießen. Den Kopf über die aufsteigenden Dämpfe beugen und tief ein- und ausatmen.
Vorsicht: Zu heißer Dampf kann die Gesichtshaut reizen.

Mein persönliches Highlight

Die reifen Früchte von Linden eignen sich hervorragend als entspannende Wohlfühlkissenfüllung. Dafür stopft man die getrockneten Früchte nicht zu fest in ein Baumwoll- oder Leinenkissen.

Echtes Johanniskraut

Rund um die Sommersonnenwende blüht im Garten der Lavendel, am Wegrand das Johanniskraut. So verschieden die Pflanzen erscheinen, so ähnlich sind sie sich in ihren Wirkungen. Lavendel wäscht Trübsal fort, Johanniskraut bringt Licht ins Dunkel des Gemüts.

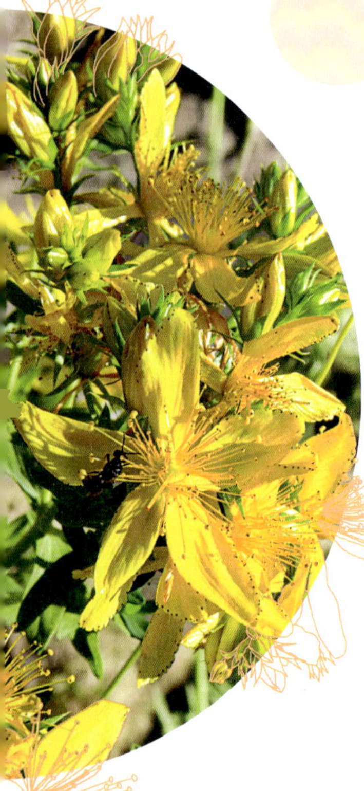

Kleine Vorstellungsrunde

So heißt es botanisch → *Hypericum perforatum*

So sieht es aus → bis kniehohe, oben buschig verzweigte Staude mit zweikantigen, markerfüllten, oft rötlich gefärbten Stängeln; daumennagelgroße, eiförmige bis länglich-ovale, ungestielte Blätter, immer paarweise gegenüber am Stängel angeordnet, mit einigen dunklen und im Gegenlicht vielen durchscheinenden Pünktchen (Drüsen); goldgelbe, sternförmige Blüten aus fünf unsymmetrischen Kronblättern, außen mit wenigen schwarzroten Strichen, beim Zerreiben tritt roter Saft aus, färbt die Finger violett; Blütezeit Juni bis August

Hier wächst es → an sonnigen und warmen Plätzen, entlang von Wegrändern, Dämmen, Feld- und Wiesenrainen, auf Magerwiesen, Waldlichtungen und an Gebüschen

Nicht verwechseln mit → Geflecktem Johanniskraut (*Hypericum maculatum*) mit zwar hohlem, aber vierkantigem Stängel und kaum durchscheinenden Drüsen auf den Blättern, und anderen Johanniskrautarten mit markerfüllten Stängeln, fehlender Punktierung der Blätter sowie stark schwarz gemusterten Blüten oder fehlender Rotfärbung nach Zerreiben der Blüten (sie alle gelten als nicht heilkräftig); dem giftigen Jakobskreuzkraut (*Senecio jacobaea*) mit einem Blütenkörbchen, bei dem viele Strahlen eine orangegelbe Mitte umkränzen, und mit großen, gefiederten Blättern

So wirkt es → stimmungsaufhellend, schmerzlindernd, durchblutungsfördernd, entzündungshemmend, antibakteriell

Ernten: was, wann, wie?

Nach einigen Sonnentagen, wenn sich die meisten Blüten voll geöffnet haben, am späten Vormittag oder mittags die oberen Triebbereiche samt Knospen und Blättern etwa handspannenlang abschneiden. Seitentriebe, die nachblühen, nachernten. Im Ganzen trocknen und lagern.

Sonnenschein für die Seele

Johanniskraut hat seinen Namen vom Johannistag am 21. Juni, wenn die Sonne im Jahreslauf ihren Zenit erreicht. Vollgetankt mit der Energie des Lichts gibt das Kraut seinen Schatz in Form von golden glühendem Tee oder rubinrot leuchtendem Öl wieder her. In Momenten, in denen Licht gefragt ist.

- Depressive Verstimmungen, nervöse Unruhe, Erschöpfung, Konzentrationsschwäche, Wetterfühligkeit, Schlafstörungen und Ängste können mit Johanniskraut gelindert werden.
- Kopfschmerzen, Menstruations-, Gallen-, Leber- und Verdauungsbeschwerden, Harnwegsinfekte und sogar Husten und Bronchitis sind weitere Einsatzgebiete.
- Äußerlich wirkt Johanniskraut entzündungshemmend und antibakteriell auf die Haut, besonders das legendäre Rotöl empfiehlt sich zur Behandlung von Schnitt- und Schürfwunden, leichten Verbrennungen, Blutergüssen, Rheuma oder Hexenschuss, aber auch zur Verbesserung des Hautbilds bei Neurodermitis.

Aufgrund des photodynamischen Effekts von Johanniskraut sollten besonders hellhäutige Menschen bei längerer Anwendung des Heilkrauts ausgedehnte Aufenthalte in der Sonne meiden.

Sonnenbrand auf der Haut

Keine Wirkung ohne Nebenwirkung, das gilt auch für Heilpflanzen, besonders für das Johanniskraut. Inhaltsstoffe wie Hyperforin und Hypericin sind für die antidepressive Wirkung verantwortlich, Flavonoide für den entzündungshemmenden Effekt. Die Hypericine, die roten Farbstoffe, wirken aber auch photodynamisch und erhöhen die Empfindlichkeit der Haut gegenüber Sonnenlicht.

Ah!

Seine volle Heilkraft bei Verstimmungen und Nervosität entfaltet Johanniskraut erst nach zwei bis drei Wochen. Dann muss es kurmäßig über eine lange Zeit angewendet werden. Da Johanniskraut auch mit anderen Medikamenten wechselwirken kann, sollte man vor dessen innerlicher Anwendung mit dem Arzt sprechen, sofern man andere Arzneien einnimmt.

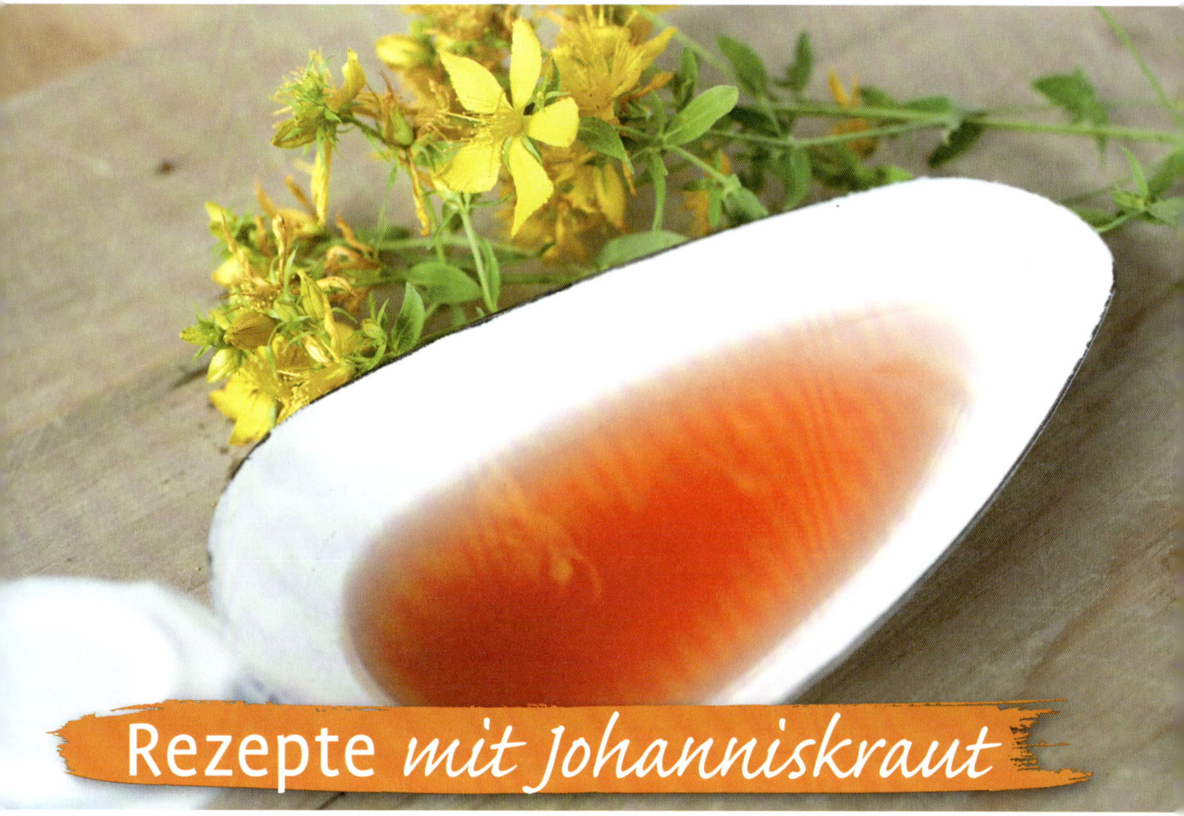

Rezepte *mit Johanniskraut*

*Johanniskraut*Rotöl

Der rubin- bis rostrote Ölauszug ist ein Klassiker in der Hausapotheke. Ob Bluterguss oder Rheumaschmerzen, Verstauchung oder Zerrung, schlecht heilende Wunden oder ein Sonnenbrand, das Rotöl gilt als wahres Allheilmittel.

Ein Schraubglas locker zu etwa einem Drittel mit frischen Johanniskrautblüten füllen und bis oben mit einem kalt gepressten, haltbaren Pflanzenöl (Olivenöl, Sesamöl) aufgießen. Dunkel, aber warm aufstellen und täglich schütteln, es dürfen keine Blüten an der Oberfläche schwimmen (Schimmelgefahr).

Nach 2–3 Wochen, wenn sich das Öl leuchtend rot gefärbt hat, durch einen feinen Filter (Teefilter, Milchfilter) abseihen und in dunkle Gefäße umfüllen. Kühl und dunkel aufbewahren, Haltbarkeit etwa 1 Jahr.

Als Einreibung (eine kleine Menge Rotöl sanft in die entsprechenden Hautpartien einmassieren) oder als Auflage (Leinentüchlein oder Mullkompresse mit Rotöl tränken und auflegen) anwenden.

Hinweis: Es wird häufig angeraten, den Ölansatz in die Sonne zu stellen. Sonnenlicht ist aber aggressiv; es kann Inhaltsstoffe zerstören und das Öl schnell ranzig werden lassen. Auch kann sich der Ansatz in der Sonne erhitzen und Wasser aus den Pflanzenteilen verdunsten. Das fördert die Schimmelbildung. Damit die wirksamen Inhaltsstoffe ins Öl übergehen, bedarf es einer milden Wärme (25 °C) und des häufigen Schüttelns.

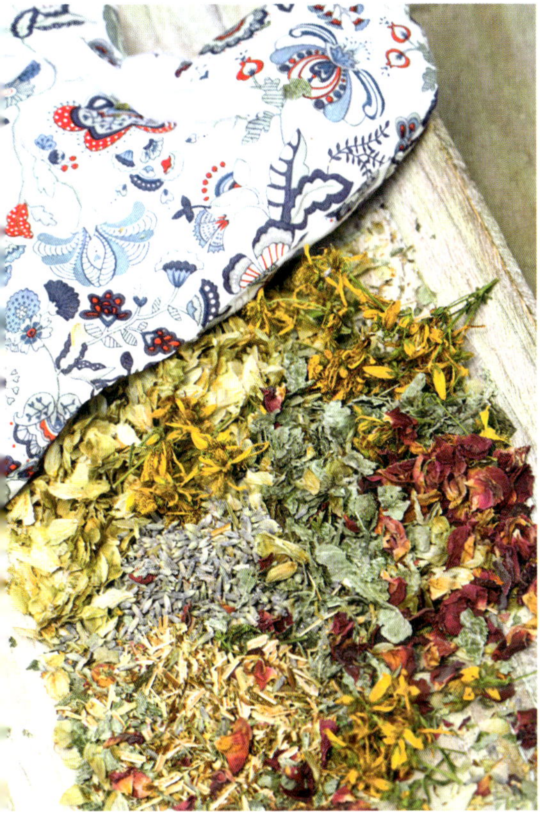

*Johanniskraut*Tee

Johanniskrauttee wird empfohlen bei nervöser Unruhe, Erschöpfung, Wetterfühligkeit, Schlafstörungen, Wechseljahrsbeschwerden und depressiver Verstimmung.

- 1–2 EL frisches oder 1–2 TL getrocknetes Johanniskraut
- 200 ml Wasser

Blüten und Blätter von den Stängeln zupfen und alles zerkleinern, mit kochendem Wasser überbrühen und zugedeckt 6–7 Minuten ziehen lassen. Durch einen feinen Filter abseihen, damit auch kleinste, den Genuss schmälernde Teilchen abgefangen werden. Während 2–5 Monaten 2- bis 3-mal täglich 1 Tasse von diesem herb-bitteren Tee trinken.

*Johanniskraut*Kissen

Eine altbewährte Hilfe, um nach einem stressigen Tag zur Ruhe und in den Schlaf zu finden: das Kräuterkissen.

In ein kleine Kissenhülle (20 × 20–30 × 30 cm) aus dicht gewebtem Stoff füllt man 3 Teile Dinkelspreu oder Hirsespelz, 1 Teil Johanniskraut, 1 Teil Melisse und 1 Teil Hopfenzapfen ein. Nach Wunsch noch mit Lavendel, Rosen oder Pfefferminze ergänzen. Das Kissen zunähen, neben das Kopfkissen legen und mit den Händen sanft knautschen. Durch die Körperwärme werden die Düfte geweckt und sorgen für ruhigen Schlaf. Das Kräuterkissen kann man auch auf der Heizung oder im Ofen mild erwärmen und dann als schmerzlindernde Auflage nutzen.

Mein persönliches Highlight

Für eine leichte Milchlotion 50 ml Vollmilch 3 Minuten mit dem Mixstab kräftig aufschlagen. 100 ml Johanniskrautrotöl tröpfchenweise untermixen. Lässt sich für wenige Tage im Kühlschrank lagern.

Mädesüß

Es ist Sommer. Die Wiesen werden gemäht, das Grummet oder Öhmd gemacht. Ein honigfeines Aroma mischt sich in den würzigen Heuduft. Typisch für eine Staude, die mit federleichten Blüten am Wasser thront: Das Mädesüß verleiht der Mahd ein süßes Bukett.

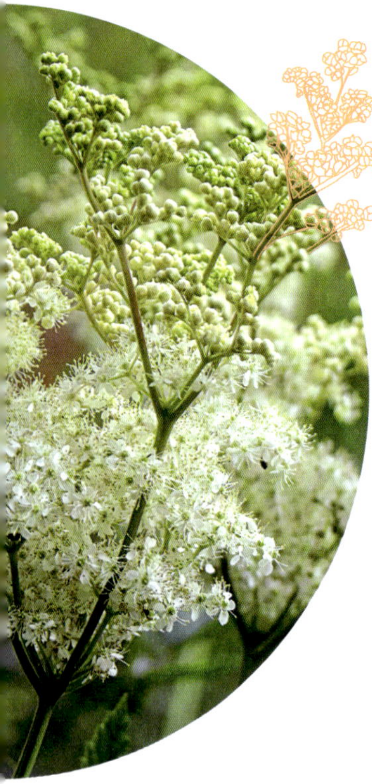

Kleine Vorstellungsrunde

So heißt es botanisch → *Filipendula ulmaria*

So sieht es aus → hüft- bis schulterhohe Staude; häufig dunkel- bis leuchtend rot überlaufene Stängel, nach oben mehrfach verzweigt; gefiederte, dunkelgrüne, etwas runzelig wirkende, am Rand gesägte Blätter mit silbriger Unterseite; fünfzählige, weiße bis cremefarbene Blüten mit dichten Büscheln feiner Staubblätter in einer Trugdolde; Blütezeit Juni bis September

Hier wächst es → auf feuchten Wiesen und Weiden, entlang von Bächen und Gräben

Nicht verwechseln mit → Kleines oder Knolliges Mädesüß (*Filipendula vulgaris*) mit viel schmaler gefiederten, am Rand stärker gesägten Blättern, kommt auch nur auf mageren, trockenen Böden vor

So wirkt es → zusammenziehend, entzündungshemmend, schmerzlindernd, fiebersenkend, leicht schweißtreibend, antirheumatisch, harntreibend

Vorsicht: Wer Salicylate (z. B. Acetylsalicylsäure) nicht verträgt, sollte Mädesüß meiden.

Ah!

Die ätherischen Öle im Mädesüß enthalten viel Methylsalicylat. Dieses wird auch über die Haut aufgenommen – darum wirken Mädesüßpräparate gut bei äußerlicher Anwendung, etwa als Auflage bei Rückenschmerzen oder als Kissen bei verspanntem Nacken.

Ernten: was, wann, wie?

Bevorzugt verwendet man die Blüten, die an sonnigen Tagen am späten Vormittag als ganze Blütenstände abgeschnitten werden. Die Blüten im mittleren Teil der Trugdolde sollten sich vollständig geöffnet haben, die an höher aufragenden Seitentrieben dürfen noch knospig sein. Junge Blätter pflückt man an den oberen Stängelbereichen. Getrocknet verliert sich der typische medizinische Geruch und ein herb-mandelartiges Aroma mit Vanillenote setzt sich durch. Die Blüten trocknen sehr leicht, gut geschützt lagern.

Königin der Wiesen

Mädesüß wächst entlang von Bächen, Gräben oder auf sumpfigen Wiesen und steht mit seinen Wurzeln im dauerfeuchten Grund. Da heißt es sich wappnen gegen Pilze, Bakterien und andere Kleinorganismen. Die Wiesenkönigin, so ein weiterer Name fürs Mädesüß, tut dies mit besonderen Inhaltsstoffen. Und was Pflanzen stärkt, ist oft auch in der Heilkunde von Nutzen. Drei Gruppen von Inhaltsstoffen machen die Heilkräfte des Mädesüß aus:

Die Blüten mit süßem Blütenduft bereichern Potpourris und Duftkissen. Sie wirken entspannend und verscheuchen schlechte Laune.

- Die Gerbstoffe sind für den strengen Geschmack des Krauts verantwortlich und sorgen wohl auch für seine antibakterielle wie entzündungshemmende Wirkung.
- Phenole verleihen dem Mädesüß den charakteristischen Geruch. Sie gehören zu den Salicylaten, die auch in der Weidenrinde (siehe Seiten 48–51) vorkommen. Im Körper werden sie umgebaut und wirken dann vor allem schmerzstillend.
- Flavonoide geben den zarten Blüten ihre rahmweiße bis cremegelbe Färbung. Sie stärken die Immunabwehr, unterstützen die anderen Wirkstoffe und sind allgemein für die Entzündungshemmung zuständig.

Es duftet fein

Je nach Tageszeit und Wetter verströmt das Mädesüß ziemlich unterschiedliche Aromen. Zeitig im Jahr wie auch frühmorgens herrscht ein medizinischer, herber Geruch vor, der an Pflaster oder Zahnarztpraxis erinnert. Im Spätsommer und spätnachmittags ist der Duft von Vanille und Marzipan geprägt. Das süße Aroma lockt Nachtfalter an und besänftigt unsere Psyche.

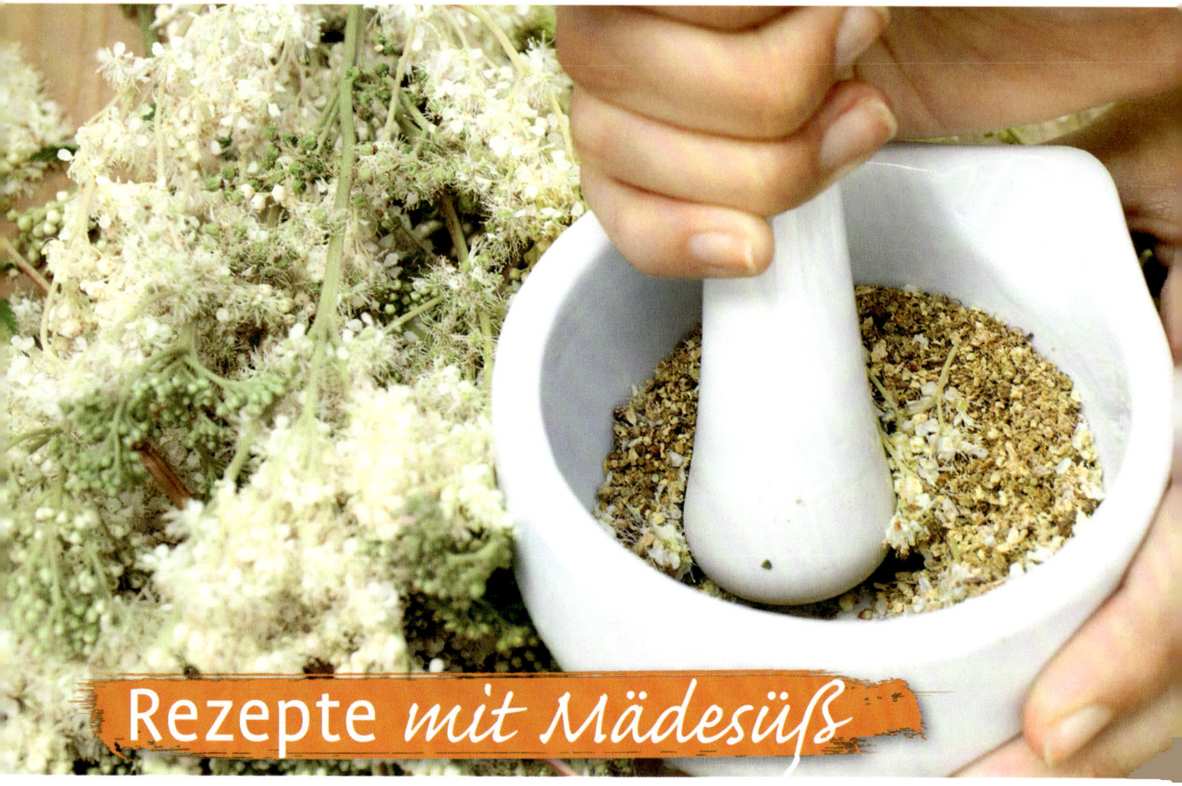

Rezepte *mit Mädesüß*

*Mädesüß*Tee

Kulinarisch nicht unbedingt eine Offenbarung, aber er soll ja schließlich heilen – ein Aufguss mit Mädesüßblüten schmeckt sehr herb, einer mit Blättern noch viel strenger. Durch das heiße Überbrühen entwickelt sich ein anderer Geschmack als bei einem Kaltansatz. Aber bei Beschwerden überwindet man sich gerne. Bleibt zu beachten, dass je nach Einsatzgebiet eine jeweils andere Zubereitungsart erforderlich wird.

Blättertee bei Durchfall

- 1 TL getrocknete Mädesüßblätter
- 200 ml Wasser

Blätter zerbröseln, mit kochendem Wasser übergießen. 10 Minuten ziehen lassen und abseihen.

*Rheuma- und Gicht-*Tee

- 1 TL getrocknetes Mädesüßkraut
- 200 ml Wasser

Kraut mit kaltem Wasser mischen, 8 Stunden stehen lassen, absieben. 3-mal täglich 1 Tasse von diesem Kaltansatz trinken. Besonders empfehlenswert ist es, noch wassertreibende Kräuter wie Birkenblätter oder Brennnessel beizumengen.

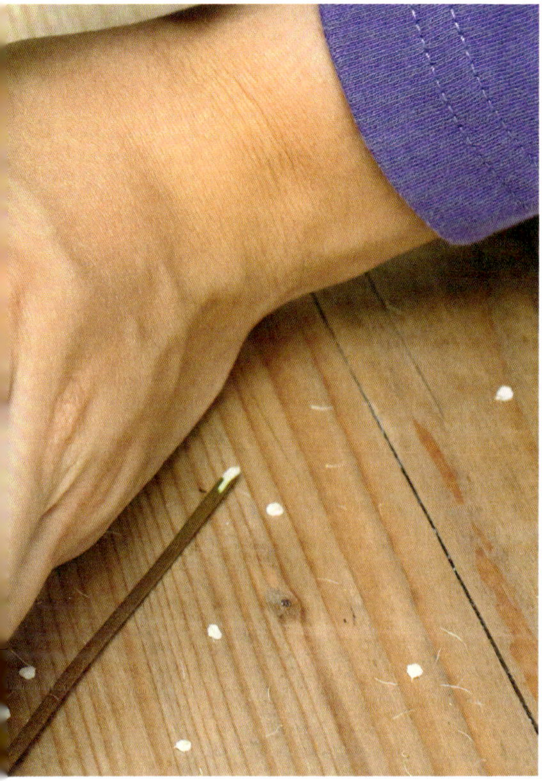

Blütentee bei Erkältungen, gegen Kopfschmerzen

- 1 TL getrocknete Mädesüßblüten oder 1 EL frische Blüten
- 200 ml Wasser

Die Pflanzenteile fein zerrebeln und mit kochendem Wasser übergießen. Zugedeckt 5 Minuten ziehen lassen, abseihen und so heiß wie möglich trinken, 3-mal täglich 1 Tasse. Zur geschmacklichen Abrundung und zur Unterstützung der Wirkung mit Linden- oder Holunderblüten, Quendel, Minze, Kamille oder Süßholz kombinieren.

Schmerzlinderung tritt erst einige Stunden nach Einnahme ein, die Wirkstoffe im Mädesüß müssen vom Körper erst umgebaut werden. Dafür hält die Wirkung aber lange an.

*Mädesüß*Tinktur

Als Einreibung oder für Umschläge gegen rheumatische Schmerzen, verdünnt zum Spülen bei entzündetem Zahnfleisch, zur Einnahme bei Schmerzen: Für all diese Beschwerden ist eine Tinktur angezeigt.

- 1 Handvoll frische Mädesüßblüten und -blätter oder 3 EL getrocknetes Pflanzenmaterial
- 300 ml Alkohol (mindestens 40 Vol.-%)

Mädesüß stark zerkleinern und in ein Schraubglas geben. Mit Alkohol übergießen und das Glas schließen. Zimmerwarm und dunkel aufstellen, täglich mindestens 1-mal schütteln. Nach 7–10 Tagen abfiltern, in eine dunkle Glasflasche umfüllen, kühl und dunkel lagern. Haltbarkeit 1 Jahr.

Bei Bedarf 20 Tropfen verdünnt einnehmen oder für Umschläge in Wasser geben, ein Tuch damit tränken. Zum Einreiben einige Tropfen in die Handfläche nehmen, die schmerzenden Stellen damit einreiben. Mit einer reichhaltigen Creme oder etwas Körperöl nachbehandeln, denn der Alkohol trocknet die Haut stark aus.

Mein persönliches Highlight

Ein leichter Weißwein mit süß duftenden Mädesüßblüten eignet sich als herber Abschluss nach dem Essen. Dieser Digestif kann die Magensäureproduktion herunterkurbeln und damit Sodbrennen entgegenwirken.

Gewöhnlicher Beifuß

Wenn das Korn geerntet wird und blaue Wegwarten am Wegrand leuchten, reckt sich auch eine unserer wichtigsten Heilpflanzen der Sonne entgegen: der Beifuß. Sobald seine Blütenknospen silbrig schimmern und noch nicht geöffnet sind, heißt es zugreifen. Aus den knospigen Trieben lassen sich Präparate gegen vielerlei Wehwehchen zubereiten.

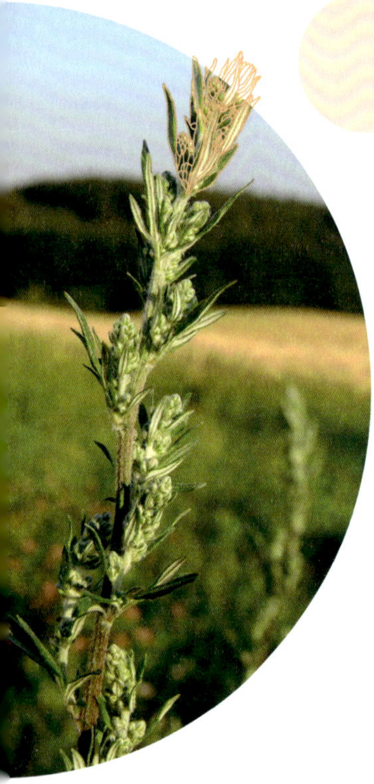

Kleine Vorstellungsrunde

So heißt er botanisch → *Artemisia vulgaris*

So sieht er aus → hüft- bis mannshohes Kraut mit derben, oft rot überlaufenen und reich verzweigten Stängeln; fiederteilige, stachelspitzige Blätter mit weißfilziger Unter- und dunkelgrüner Oberseite; winzige, weiße, graue, gelbe oder auch rötliche Blüten in kugeligen Körbchen, diese in langen rispenartigen Blütenständen; Blütezeit Juli bis September

Hier wächst er → an sonnigen, oft sehr trockenen und nährstoffreichen Stellen, an Ackerrainen, Wegrändern, Schutthalden, Ödland, Böschungen

Nicht verwechseln mit → Wermut (*Artemisia absinthium*), dessen Blätter jedoch beidseits silbrig sind; Beifußblättriges Traubenkraut (*Ambrosia artemisiifolia*) mit beidseits grünen Blättern

So wirkt er → appetitanregend, verdauungsfördernd, Gallenfluss treibend, Bronchien erweiternd, entkrampfend, wehenfördernd

Ernten: was, wann, wie?

Blätter aus den oberen Stängelbereichen pflücken, solange keine Knospen vorhanden oder die Blüten noch geschlossen sind. Ab Blühbeginn werden die Blätter zunehmend bitter. Triebspitzen bis zum Blühbeginn schneiden, obere Stängeldrittel oder Seitenzweige nehmen.

Hier bekommt das Fett was weg

Alte Namen wie Gänse- oder Bratenkraut deuten an, wofür man Beifuß bis heute bevorzugt verwendet: zum Würzen fettreicher Fleischgerichte. Dank seiner Bitterstoffe lässt Beifuß die Verdauungssäfte besser fließen.

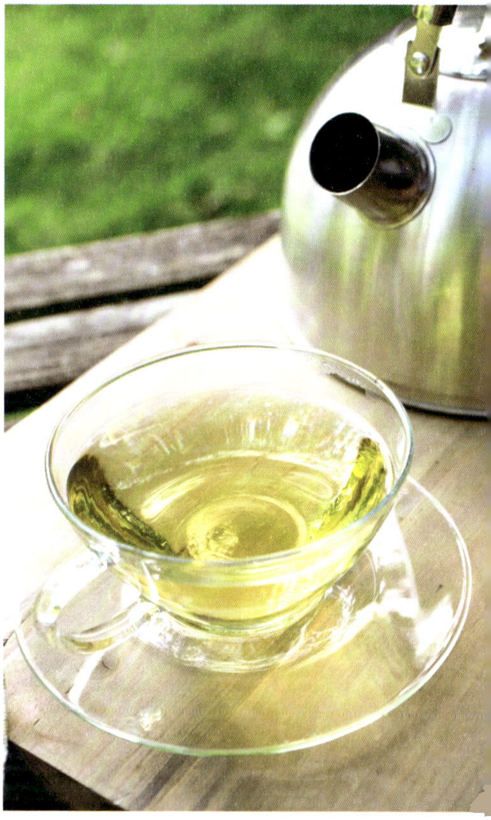

Das Kraut der Frauen

Seit uralter Zeit gilt Beifuß als eine der mächtigsten Frauenpflanzen. Das belegt auch der botanische Name *Artemisia*: Beifuß ist der Göttin Artemis geweiht, Hüterin der Frauen und Kinder. In allen Altersphasen begleitet das Kraut eine Frau durchs Leben:

- In der Pubertät löst es als Jungfernkraut krampfartige Schmerzen im Unterleib während der Periode.
- Als Mutterkraut fördert es die Fruchtbarkeit und erleichtert die Geburt, kann jedoch auch gegenteilig wirken – deshalb nie ohne ärztlichen Rat in der Schwangerschaft anwenden.
- Schließlich steht es als Weiberkittel auch in und nach den Wechseljahren den Frauen noch zur Seite, indem es das Becken gut durchwärmt und für Spannkraft der Unterleibsorgane sorgt.

Schnell zur Hand und gut bei Fuß

Die Pflanze gehört zu den typischen Kräutern, die in Hackfruchtäckern und Getreidefeldern vorkommen, sich entlang von Wegrändern ausbreiten und Brachflächen schnell in Besitz nehmen. Man muss nicht weit gehen, schon trifft man ihn an, den Beifuß, auch „Mutter aller Kräuter" genannt. Junge Blätter wie die Blütenknospen schmecken aromatisch würzig! Schon mal zarte Beifußtriebe in Ausbackteig probiert?

Ätherische Öle, die man beim Zerreiben der Blätter und Blüten deutlich riecht, räumen im Magen-Darm-Trakt auf. Außerdem wirken sie entspannend und wärmend und beugen einer Übersäuerung vor.

Ah!

Der Blütenstaub des Beifußes ist bekannt als häufiger Allergieauslöser (vor allem Heuschnupfen). Wer auf Beifußpollen reagiert, sollte prinzipiell auf Beifuß und auf andere Korbblütler und Birkenzubereitungen verzichten. Während Schwangerschaft und Stillzeit und für Kinder darf man Beifuß nicht ohne ärztlichen Rat anwenden.

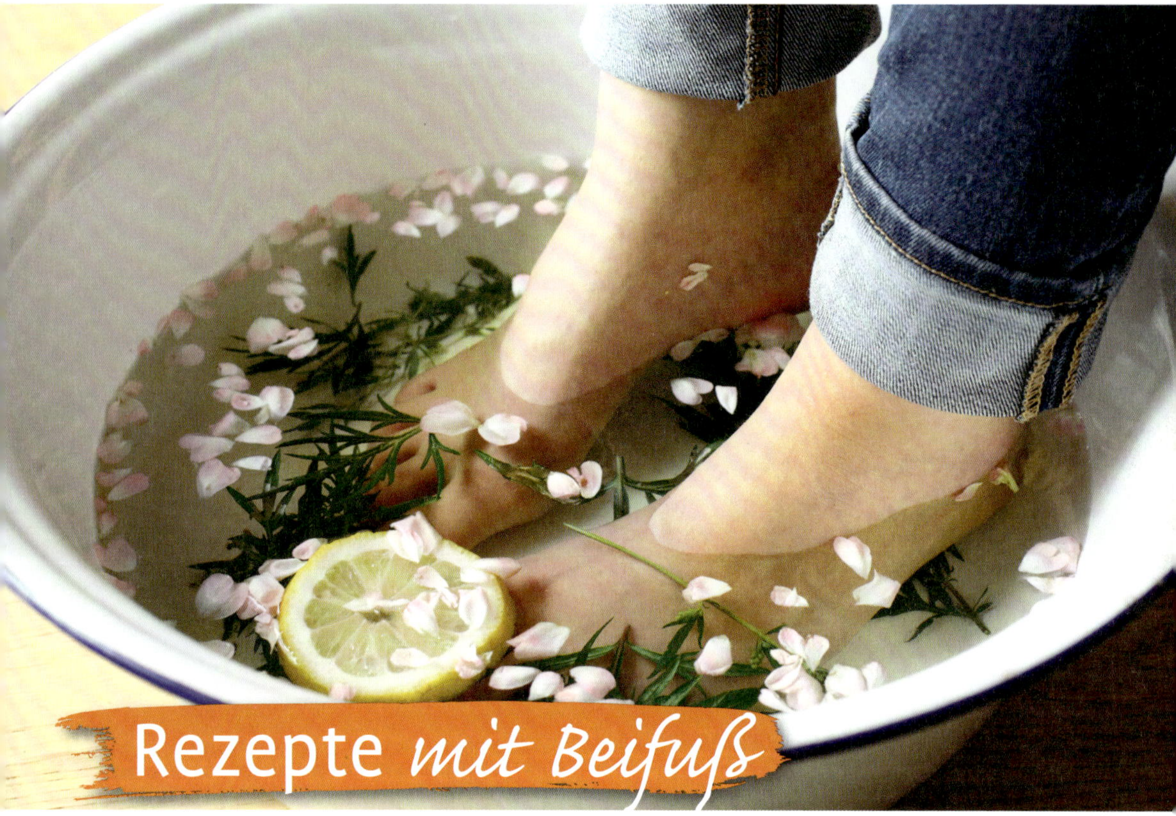

Rezepte *mit Beifuß*

*Beifuß*Fußbad

Erfrischt strapazierte Füße nach langer Wanderung, macht schwere Beine wieder munter und wärmt kalte Füße durchdringend auf.

- 1 gute Handvoll frische Beifußtriebe und -blätter (oder 3 EL getrockneter Beifuß)
- 1 Scheibe Zitrone
- ein paar Duftrosenblätter, frisch oder getrocknet

Beifuß in einer Fußbadewanne mit 1 Liter kochendem Wasser übergießen, 10 Minuten ziehen lassen. Dann Zitrone und Rosenblüten zugeben, mit lauwarmem Wasser aufgießen (die Temperatur sollte 40 °C nicht überschreiten).
Füße darin baden, maximal 15 Minuten. Anschließend sanft trocken tupfen.

*Beifuß*Tee

Bringt Wärme in den Unterleib, fördert die Menstruation, löst krampfartige Regelschmerzen, beruhigt den strapazierten Magen, steigert den Gallefluss und unterstützt die Verdauung, vor allem nach fettem Essen.

- 1 EL frische Beifußblätter oder 1 TL getrocknetes Beifußkraut, fein geschnitten
- 250 ml Wasser

Beifuß mit kochendem Wasser überbrühen, zugedeckt 5 Minuten ziehen lassen, dann abseihen und in kleinen Schlucken trinken.
Nicht süßen. Wenn der Tee zu bitter schmeckt, fügt man etwas Pfefferminze oder Zitronenmelisse hinzu.

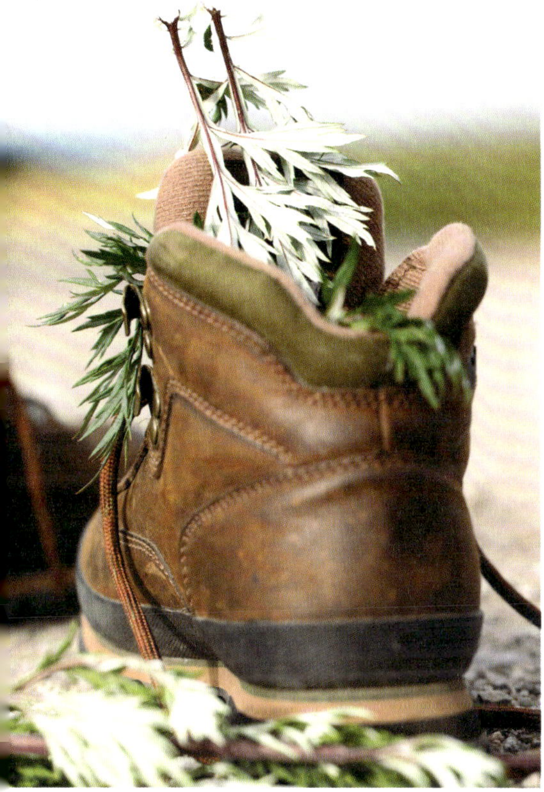

BeifußÖl

Hilft müden Beinen wieder auf die Sprünge. Zur Massage bei Unterleibsverspannungen, Menstruationsschmerzen und nach der Geburt unterstützend zur Gebärmutterrückbildung.

- 5–6 Triebspitzen Beifuß, geerntet vor oder bei der Vollblüte
- 300 ml Sonnenblumenöl (Bio-Qualität)

Beifuß etwas zerzupfen und in ein weithalsiges Schraubglas füllen, mit dem Öl übergießen. Verschließen und an einem dunklen, zimmerwarmen Ort 2 Wochen ausziehen, dabei täglich 1-mal aufschütteln. Darauf achten, dass alle Pflanzenteile stets mit Öl bedeckt sind. Abfiltern und in einem dunklen Gefäß kühl lagern. Bei Bedarf eine kleine Menge des Beifußöls zwischen den Handflächen verreiben und damit die Beine sanft massieren, bis das Öl fast eingezogen ist.

BeifußEnergizer

Zur Steigerung der Konzentrationsfähigkeit und als Einstimmung auf ein gelungenes Mahl ist der Beifußenergizer eine wahre Wucht.

- 3–4 Zweige frischer Beifuß
- 0,7 l fruchtiger Weißwein
- ½ Zitrone, unbehandelt
- 0,7 l Apfelsaft
- Apfelschnitze

Beifuß mit dem Wein übergießen, Zitrone in dünne Scheiben geschnitten dazugeben, im Kühlschrank etwa 1 Woche ziehen lassen.
Wein abseihen und mit Apfelsaft aufgießen. Nach Wunsch mit Mineralwasser verdünnen.

Beifuß im Schuh

Man solle sich den Beifuß ums Bein binden, das bewahre vor Müdigkeit – so lautet ein alter Ratschlag. Beifußblätter in die Schuhe gelegt, halten tatsächlich munter.

Mein persönliches Highlight

Eine Handvoll Beifußblätter in der Hand gut zerknüllen, dann die Haut damit sanft bestreichen – das wehrt Stechmücken, Fliegen und Bremsen ab, jedenfalls für 1–2 Stunden.

Gänsefingerkraut

Noch brennt die Sonne oft vom Himmel, es ist heiß und staubig. Entlang von Wegen und Straßen fällt ein kleines Kraut mit silbrigen Blättern auf. Das Gänsefingerkraut trotzt der Ungemach, indem es Strahlen von oben wie auch die aufsteigende Hitze vom Untergrund reflektiert.

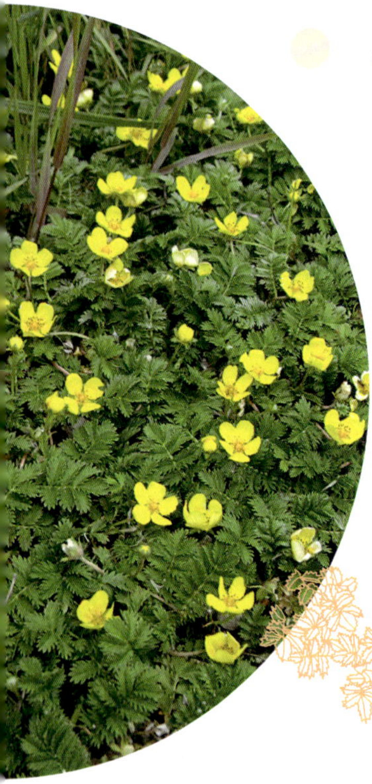

Kleine Vorstellungsrunde

So heißt es botanisch → *Potentilla anserina*

So sieht es aus → kleine, knöchelhohe Staude mit kriechenden, bis fast einen Meter langen Stängeln; Blätter in dichten Rosetten, oft teppichartig, mit länglicher Gestalt, kleinere und größere Fiedern mit stark gesägtem Rand, unterseits sehr dicht silbrig behaart; schalenförmige, goldgelbe Blüten auf langen Stängeln; Blütezeit Mai bis Oktober

Hier wächst es → an sonnigen Stellen, entlang von Weg- und Straßenrändern, auf Weiden und Wiesen, an Rainen von Äckern und Feldern, an Schuttplätzen, in Gärten auf nährstoffreichen, lehmigen bis tonreichen, auch steinigen Böden

Nicht verwechseln mit → Blutwurz (*Potentilla erecta*), diese aber viel zierlicher, mit dreiteiligen Blättern und vierzähligen Blüten, sowie mit Fünffingerkraut (*P. reptans*) mit fünfteiligen, handförmigen Blättern, beide jedoch ähnlich in der Wirkung

So wirkt es → zusammenziehend, krampflösend, leicht stopfend, entzündungshemmend

Ernten: was, wann, wie?

Die weichen, etwas ledrigen Blätter können während der gesamten Blütezeit gepflückt werden. Man verwendet sie frisch oder trocknet sie. An einer schattigen, luftigen und warmen Stelle sind die Blätter schnell trocken.

Dem Gärtner ein Unkraut

Das Gänsefingerkraut ist schier allgegenwärtig. Die trittfeste und salztolerante Pflanze begrünt unzählige Kilometer von Straßenrändern und Autobahnstreifen, findet sich aber ebenso an Wegen wie in Gärten, wo es oft als Unkraut missachtet wird.

Kampf dem Krampf

Trotz seiner Häufigkeit wissen doch noch einige die Anserine, den Grensing oder das Silberkraut zu schätzen. Neben diesen Namen verrät die skurrile Bezeichnung „Spaßmoos“ für das Gänsefingerkraut am besten, was es auszeichnet:

- Spaßmoos leitet sich von Spasmus ab, dem medizinischen Fachbegriff für eine ungewollte starke Muskelanspannung.

- In manchen Regionen ist das Gänsefingerkraut als Krampfkraut bekannt, auch dies weist auf seine Verwendung bei Krämpfen hin.

- Wie viele Rosengewächse enthält auch Gänsefingerkraut Tormentosid, einen heilkräftigen Inhaltsstoff, der seine Bezeichnung nach lat. *tormentum* für Folter, Qual erhalten hat. Gemeint sind wohl kolikartige Bauchschmerzen, gegen die Gänsefingerkraut gut wirkt.

Dem männlichen Geschlecht ist das Kraut bisweilen auch als Stierkraut willkommen. Wie man so munkelt, hilft es nicht allein dem Stier, bevor er zur Kuh geführt wird.

Vom Volk verehrt, für Frauen bewährt

Wissenschaftlich fehlt bislang der Nachweis, dass das Gänsefingerkraut wirklich in der Lage ist, jegliche Krämpfe in Magengegend, Unterleib und in den Waden zu lösen. Das Volk lobt aber eben diese Eigenschaft. Vor allem bei Menstruationsbeschwerden mit krampfartigen Schmerzen gilt es als wertvolle Hilfe. Unbestritten ist seine Heilkraft bei Durchfällen (Darmkrämpfen), was durch den hohen Gerbstoffgehalt plausibel wird. Daneben kann es außerdem Entzündungen im Hals-Rachen-Raum lindern.

Ah!

Die meisten Gerbstoffe befinden sich beim Gänsefingerkraut in den Blättern. Wie bei allen Gerbstoffdrogen kann es sein, dass Gänsefingerkraut Wechselwirkungen mit anderen Medikamenten zeigt und deren Wirkung herabsetzt oder gar unwirksam macht. Wer dauerhaft Arzneimittel einnimmt, sollte den Arzt um Rat fragen, bevor er Gänsefingerkraut verwendet.

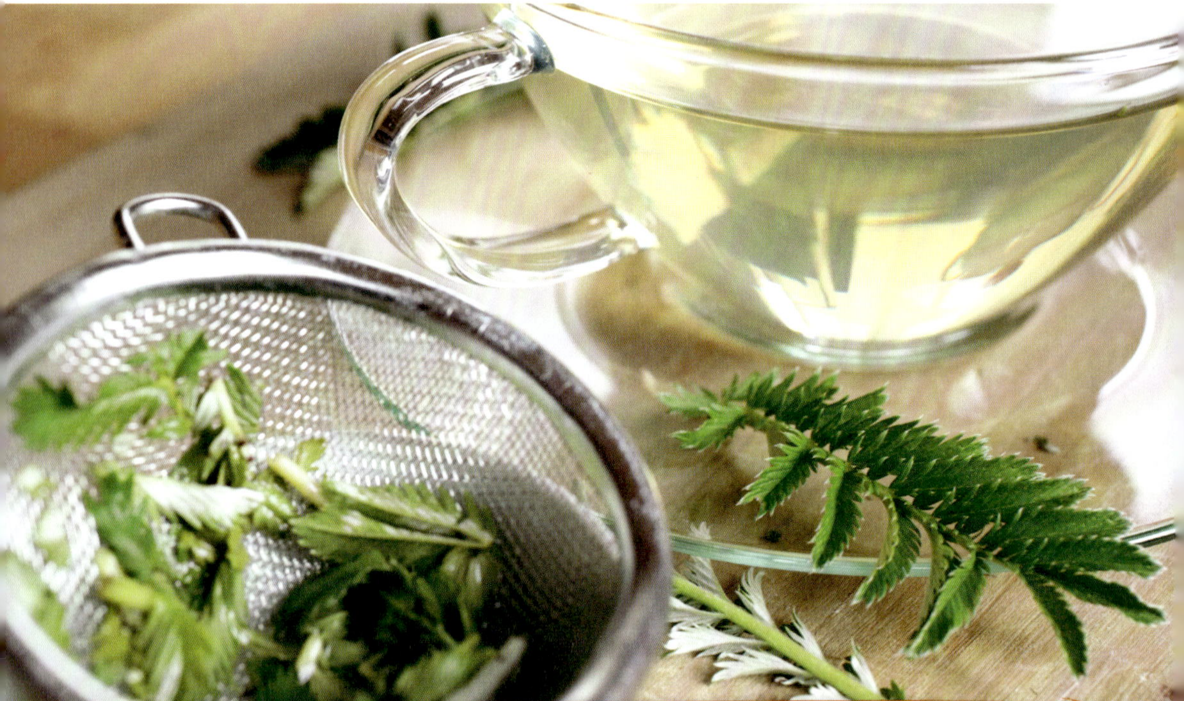

Rezepte *mit Gänsefingerkraut*

*Gänsefingerkraut*Tee

Bei leichtem Durchfall oder zum Gurgeln bei Hals-Rachen-Entzündungen kommt ein heißer Aufguss aus Gänsefingerkraut gelegen.

- 1 EL frische oder 1 TL getrocknete Gänsefingerkrautblätter
- 200 ml Wasser

Blätter zerkleinern und mit kochendem Wasser überbrühen. 8–10 Minuten ziehen lassen, abseihen. Mehrmals täglich 1 Tasse trinken, oder mit dem leicht abgekühlten Tee gurgeln. Wer einen Reizmagen hat, sollte das Gänsefingerkraut besser meiden – es kann die Beschwerden verstärken.

*Frauenwohl*Tee

Bei Menstruationsschmerzen hilft besonders gut ein Tee aus Gänsefingerkraut, dem noch Kamille und Schafgarbe beigemischt wurde.

- 2 Teile Gänsefingerkraut
- 1 Teil Kamillenblüten
- 1 Teil Schafgarbenkraut

Alle Zutaten mischen. Davon pro Tasse jeweils 1 TL mit 200 ml kochendem Wasser aufgießen, 10 Minuten ziehen lassen, abseihen und trinken. Damit die schmerzhaften Krämpfe während der Menstruation ausbleiben, nimmt man ihn schon kurz vor den Tagen ein.

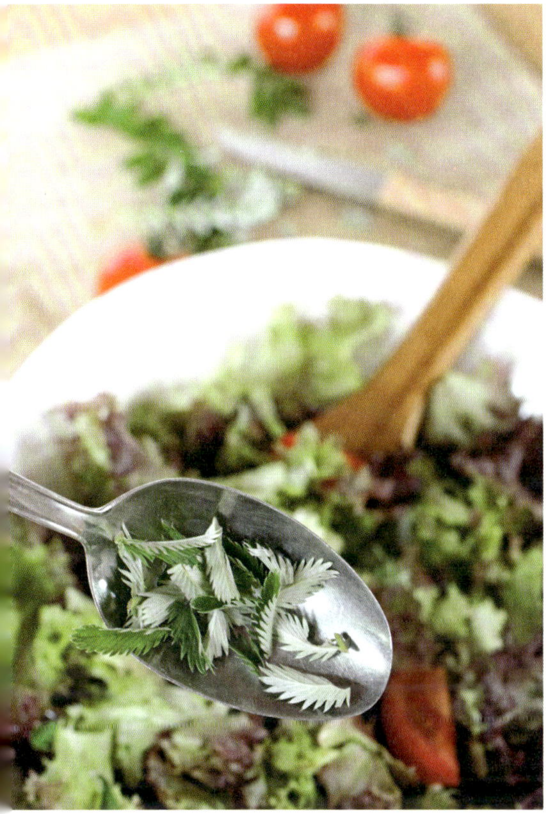

Anserinen- oder Krampfmilch

Aus alten Quellen überliefert, von Kräuterweisen empfohlen, vom Pfarrer Kneipp beschworen: Gänsefingerkraut soll sehr gut helfen, wenn man es in Milch kocht. So lindert es krampfartige Schmerzen bei der Monatsblutung.

- 5–6 frische Gänsefingerkrautblätter
- 300 ml Milch, vorzugsweise Ziegenmilch

Blätter grob hacken und mit der Milch aufkochen, bei milder Hitze 5–10 Minuten ziehen lassen, abseihen. Mit Honig und/oder Zimt abschmecken. In kleinen Schlucken warm trinken.

Anmerkung: Milch wird bei der Zubereitung von Heilpflanzenpräparaten vermieden, da sie viele Inhaltsstoffe in den Pflanzen unwirksam macht. So bindet das in ihr enthaltene Eiweiß Gerbstoffe. Weil man aber nicht weiß, welche Inhaltsstoffe des Gänsefingerkrauts hier wirksam sind, wird diese Zubereitungsform immer noch angewendet.

GänsekrautTinktur

Schnell gemacht und immer zur Hand: die Tinktur aus Blättern des Gänsefingerkrauts. Sie hilft bei Durchfällen ebenso wie bei Mundschleimhautentzündungen, oberflächlichen Schürfwunden und Krämpfen.

Ein kleines Schraubglas zu einem Drittel locker mit frischen, gut zerkleinerten Blättern füllen und mit Alkohol (70 Vol.-%) aufgießen. An einem schattigen, zimmerwarmen Ort 1–2 Wochen aufstellen, täglich mindestens 1-mal schütteln. Abfiltern und umfüllen, dunkel und kühl lagern, Haltbarkeit 1 Jahr.
Bei Bedarf bis zu 3-mal täglich 20 Tropfen einnehmen. Mit Wasser verdünnt zum Gurgeln, für Umschläge und pur zum Tränken einer Kompresse.

Mein persönliches Highlight

Gänsefingerkrautblätter enthalten sehr viel Vitamin C. Jung und zart machen sie sich gut in Salaten, Suppen oder zum Gemüse. Aber sorgfältig klein schneiden und sparsam verwenden.

Rotklee

Die Wiesen sind gemäht, schon bald stehen die Gräser wieder hoch. Und zwischen ihnen malen viele rote Köpfchen Tupfen in das Grün: Der Rot- oder Wiesenklee fällt im Spätsommer nicht nur den Bienen und Hummeln ins Auge.

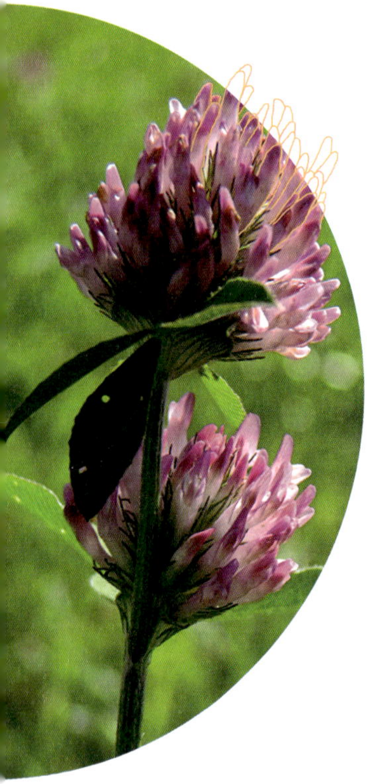

Kleine Vorstellungsrunde

So heißt er botanisch → *Trifolium pratense*

So sieht er aus → kurzlebiges, knöchel- bis kniehohes Kraut mit aufrechten Stängeln; dreiteilig gefiederte Blätter, einzelne Blättchen mit v-förmiger, heller Zeichnung; kugelige bis eiförmige Blütenköpfe mit rosafarbenen, selten weißen Schmetterlingsblütchen; Blütezeit Mai bis Oktober

Hier wächst er → an sonnigen Stellen auf Fettwiesen, Weiden, kultiviert auf Feldern

Nicht verwechseln mit → anderen Kleearten, etwa dem Mittleren oder Zickzack-Klee (*Trifolium medium*), der unter seinen Blütenköpfchen im Gegensatz zum Rotklee keine grünen Laubblätter aufweist

So wirkt er → zusammenziehend, östrogenartig

Ernten: was, wann, wie?

Voll erblühte Blütenköpfchen samt den direkt darunterliegenden grünen Blättern, wobei sich möglichst noch keine Blütchen braun verfärbt haben sollen. Gesammelt wird den Sommer über während der gesamten Blütezeit. Nur wenn man die Blütenköpfe rasch und schonend trocknet, behalten sie ihre rosa Färbung.

Ah!

Die Phytoestrogene im Rotklee wurden Mitte des 20. Jahrhunderts entdeckt, nachdem man in Neuseeland verstärkt Klee als eiweißreiches Schaffutter anbaute. Die Tiere wurden plötzlich unfruchtbar. Als man nachforschte, kam heraus, dass im Rotklee Stoffe enthalten sind, die bei Schafen wie eine Antibabypille wirken.

Powerkugel von der Wiese

Kleeköpfchen essen nicht nur Kinder gerne – sie sind süß wie Zucker. Der reichlich in den Blüten enthaltene Nektar liefert schnell Energie, wie ein Powerriegel. Zusätzlich gibt es noch viele Proteine, die satt machen. Genau das Richtige für matte Wanderer.

Schon lange setzt man im Volk Rotklee zur Behandlung von juckenden Hauterkrankungen, schlecht heilenden Wunden, Ekzemen, Schuppenflechte sowie bei Hautpilz und Entzündungen ein.

Zuckerbrot und Hummellust

Besonders beliebt ist der Rotklee allerdings in der Insektenwelt. Beständig werden die purpurrosa Blüten von Bienen und Hummeln angeflogen. Sie laben sich am „Zuckerbrot" und freuen sich an der „Hummellust".

Eine Renaissance als Heilpflanze erlebte der Rotklee, als man seine speziellen Wirkstoffe entdeckte. Neben ätherischen Ölen, Gerbstoffen und Cumarinen enthält er Isoflavone:

- Isoflavone sind eigentlich Farbstoffe, aber auch sogenannte Phytohormone, genauer Phytoestrogene.
- Phytoestrogene wirken ähnlich wie Östrogen, das sind die wichtigsten weiblichen Sexualhormone. Diese fördern unter anderem die Reifung der Eizelle in den Eierstöcken.
- Diese pflanzlichen Stoffe können bei Östrogenmangel, wie er in den Wechseljahren auftritt, damit verbundene Beschwerden wie Hitzewallungen, Schweißausbrüche oder Schlafstörungen lindern.

Rotklee statt Soja

Dass Asiatinnen Wechseljahrsbeschwerden kaum kennen, führen Fachleute auf ihre Ernährung mit Sojaprodukten zurück, denn auch in Sojabohnen stecken Isoflavone. Im Rotklee sind deutlich höhere Mengen dieser pflanzlichen Hormone in zudem größerer Bandbreite enthalten. Ein guter Sojaersatz also? Die Wissenschaftler sind sich noch nicht einig.

Manchen Frauen hilft der Rotklee gut über das Klimakterium, andere bemerken keinerlei Besserung. Diskutiert wird auch über eine mögliche vorbeugende Wirkung von Rotklee gegen Osteoporose und Brustkrebs.

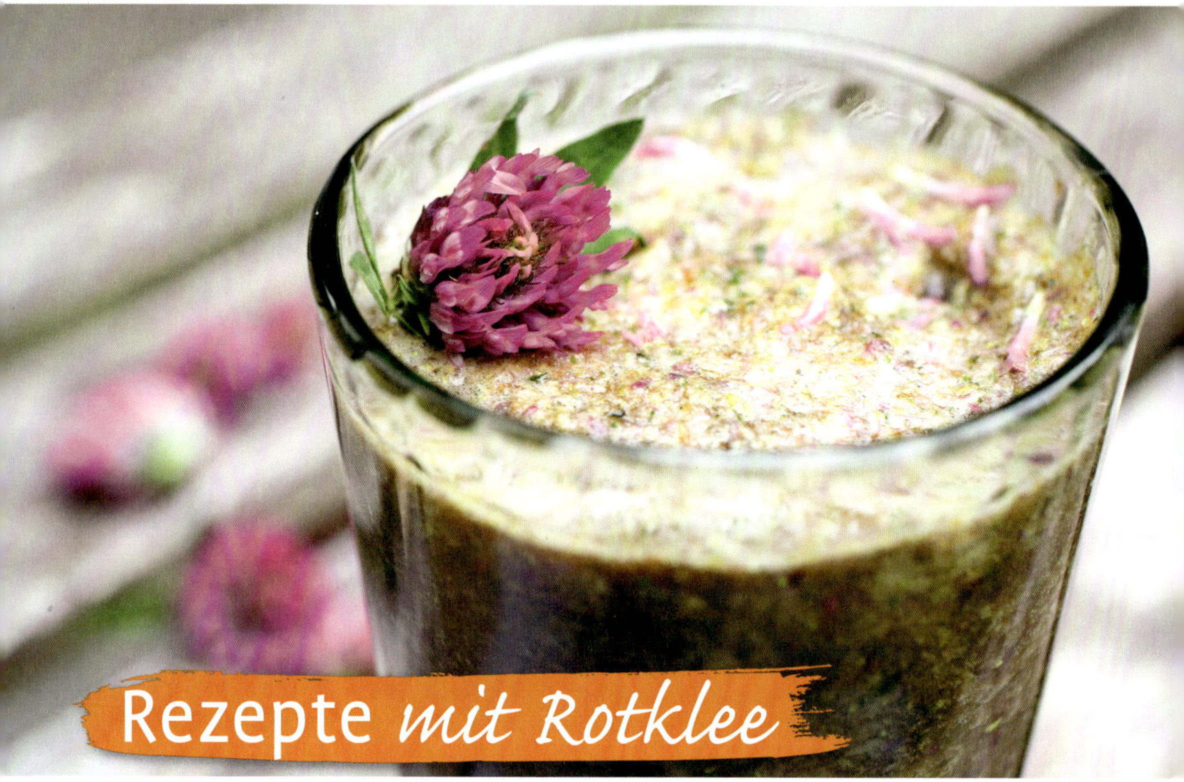

Rezepte *mit Rotklee*

*Rotklee*Sirup

Rotklee schmeckt so gut, dass er sich wunderbar zu Sirup verarbeiten lässt. Traditionell wird dieser Sirup zur Blutreinigung, gerne aber auch bei Husten genommen.

- 1 Litermaß frische Rotkleeköpfchen
- 1 kg Zucker
- 1 l Wasser
- 1 Bio-Zitrone

Rotkleeköpfchen verlesen, aber nicht waschen, und in eine große Schüssel geben. Zucker mit Wasser 15–20 Minuten sprudelnd kochen lassen. Noch heiß über den Klee gießen. Zitrone in dünne Scheiben geschnitten dazugeben. Abgedeckt 24 Stunden ziehen lassen, abfiltern und den Sud nochmals kurz aufkochen. In Flaschen abfüllen.

*Rotkleeblüten*Tee

Leichte Wechseljahrsbeschwerden kann man mit einer Teekur lindern. Der Heißaufguss aus Blüten hilft bei Husten und leichten Durchfällen. Mit Umschlägen von Rotkleesud behandelt man Hauterkrankungen, etwa Ekzeme.

- 2 EL frische oder 2 TL getrocknete Blütenköpfchen vom Rotklee
- 200 ml Wasser

Rotklee mit kochendem Wasser überbrühen, zugedeckt 5 Minuten ziehen lassen, abseihen. Mehrmals täglich 1 Tasse trinken, bei Kuren über 6 Wochen jeden Tag 1–2 Tassen.

*Rotklee*Salbe

Abhilfe bei trockener Scheide bringt eine Salbe mit Rotklee. Dafür wird zunächst ein Ölauszug zubereitet, den man dann mit Bienenwachs zu Salbe verarbeitet.

- 3 EL frische oder 3 TL getrocknete Rotkleeblüten
- 100 ml Weizenkeimöl (Mandelöl)
- 20 g Sheabutter (Kakaobutter, Lanolin)
- 20 g Bienenwachs
- 5 Tropfen ätherisches Rosenöl

Rotkleeblüten mit Öl in ein Schraubglas geben, an einem dunklen, zimmerwarmen Ort 2 Wochen stehen lassen, täglich schütteln. Öl abfiltern, Blütenreste gut ausdrücken. Öl ins Wasserbad stellen, Sheabutter und Bienenwachs zugeben. Unter Rühren erwärmen, bis sich alles gelöst hat. Abkühlen lassen, kurz vor dem Erstarren das Rosenöl einarbeiten. In Salbentiegel füllen. Dunkel und kühl aufbewahren. Haltbarkeit 1 Jahr. Bei Bedarf eine kleine Menge der Salbe mit einem Löffel oder Spatel entnehmen und dünn auftragen.

*Rotklee*Breiumschlag

Wenn eine Hautpartie besonders juckt und quält, kann eine Auflage aus frischen Rotkleeblüten Linderung verschaffen.

Im einfachsten Fall hilft ein zerquetschtes Blütenköpfchen bei einem Insektenstich: Nach Einreiben der Stichstelle hört das lästige Jucken auf, und der Stich entzündet sich nicht.
Für größere Hautstellen quetscht man 1–2 Handvoll Blütenköpfchen mit einem Nudelholz. Den feuchten Blütenbrei streicht man auf ein Baumwoll- oder Leintuch, schlägt das Tuch ein und legt das flache Päckchen für 15–30 Minuten auf die Haut auf.

Mein persönliches Highlight

Rotklee im Smoothie! Frisch gezupfte Blütenköpfchen mit Birne, Salatgurke und Zitronenschnitz aufmixen – fertig ist ein Powerdrink. Fein zum Frühstück oder vollmundig zum Abendessen.

Schafgarbe

Der Herbst kündigt sich an. Die **Schwalben** ziehen fort. An Heckensträuchern **leuchten reife Früchte**. Auf den Wiesen stehen immer noch Blumen, die ganz unermüdlichen. Eine der auffälligsten ist die Schafgarbe mit ihren **weißen Blütenschirmen**.

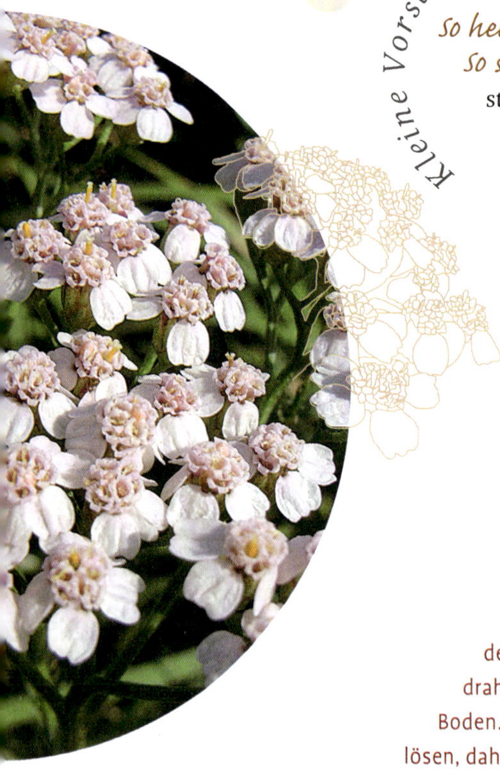

Kleine Vorstellungsrunde

So heißt sie botanisch → *Achillea millefolium*

So sieht sie aus → ausdauernde, kniehohe Staude mit straff aufrechtem Wuchs, erst im oberen Bereich verästelt; schmale Blätter mit filigranen Seitenfiedern, die an eine Leiter oder an Rippen erinnern; schirmförmige Scheindolden aus winzigen Korbblüten mit weißem Kranz und gelber, im Verblühen grauer Mitte

Hier wächst sie → an sonnigen Stellen; auf Wiesen, Weiden, entlang von Wegen und Feldern

Nicht verwechseln mit → Gartenschafgarben mit Blüten in verschiedenen Rottönen, Edelgarben mit gelben Blüten

So wirkt sie → appetitanregend, verdauungsfördernd, krampflösend, blähungswidrig, blutstillend, allgemein anregend, kreislaufunterstützend

Ernten: was, wann, wie?

Die oberen Abschnitte in voller Blüte mit der Schere abschneiden. Abpflücken lässt sich die Schafgarbe kaum; wegen ihrer drahtigen Stängel rupft man sie dabei oft samt Wurzeln aus dem Boden. Vor allem an sonnigen Tagen kann sie Hautirritationen auslösen, daher am besten direkten Hautkontakt vermeiden. Das Erntegut an einem schattigen, luftigen Ort trocknen.

Ah!

Wie die Kamille Matricin (siehe Seite 80–83) enthält, finden sich in der Schafgarbe Proazulene. Durch Destillation der Blüten gewinnt man Chamazulen, welches das ätherische Öl azurblau färbt.

Mannstolles Weiberkraut

Achill, der große Held von Troja, stillte in der Antike mit diesem Kraut die Kriegswunden seiner Soldaten. Das klingt bis heute im wissenschaftlichen Namen *Achillea* der Schafgarbe nach. Ihre zierlich gefiederten und elegant geschwungenen Blätter sind einer Göttin der Schönheit und der Liebe würdig, daher nennt man sie auch „Augenbrauen der Venus“.

Schafgarbe wurde auch Heil der Welt oder Heil aller Schäden genannt, weil man sie als Allheilmittel ansah und mit ihr sogar die Pest zum Teufel heißen wollte.

Balsam für gebrochene Herzen

Wer Liebeskummer und ein gebrochenes Herz als Krankheit ansieht, hat mit der Schafgarbe ein heilsames Mittel zur Hand. Ein Kränzchen aus den herbwürzig riechenden Blütenstängeln aufs Herz gelegt, vertreibt nach altem Glauben jedwede Pein. Dass die Schafgarbe aber eine bemerkenswerte Bandbreite von Beschwerden lindert, bezeugen ihre vielen Namen:

- Bauchwehkraut oder ganz schlicht Teeblume, weil Schafgarbe gegen Blähungen und bei Verdauungsproblemen hilft;
- Blutstill-, Beilhieb- oder Sichelkraut, auch „Jod der Felder“, weil die Wiesenblume bei blutenden Verletzungen den Blutfluss stoppt, Entzündungen verhindert und die Wundheilung fördert;
- Jungfern- oder Mutterkraut, weil der weiße Korbblütler bei Frauenleiden, insbesondere Menstruationsbeschwerden eine gute Wahl ist.

Frauenkraut im Frauenstrauß

Besondere Ehre kommt der Schafgarbe alljährlich zu Maria Himmelfahrt am 15. August zu. In vielen Regionen nördlich wie südlich der Alpen binden die Frauen zu diesem Hochfest der Muttergottes einen Strauß aus sieben, neun oder gar noch mehr Kräutern. Die Schafgarbe darf dabei nicht fehlen, dient sie darin doch wie auch die übrigen Kräuter als heilendes, geheiligtes Kraut für die Hausapotheke.

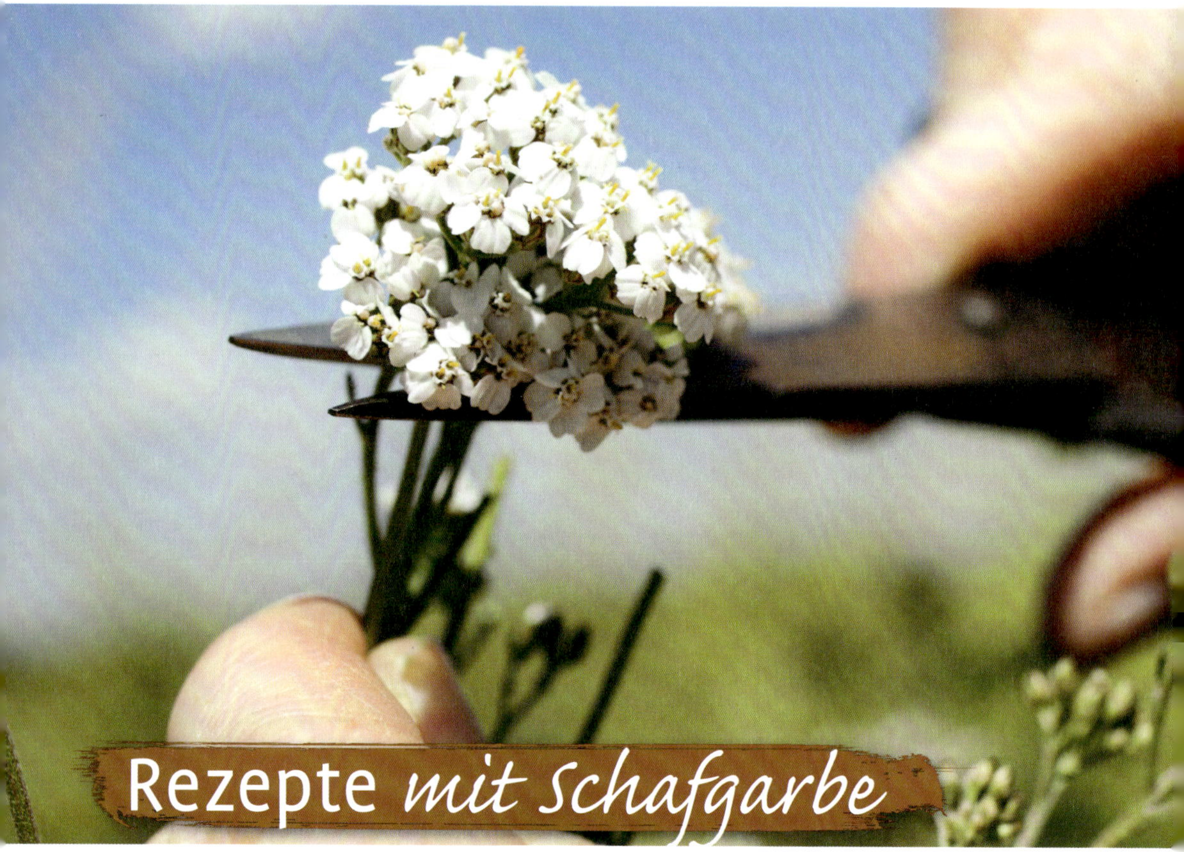

Rezepte *mit Schafgarbe*

Schafgarben*Tee*

Ein Tee aus den Blüten hilft bei Beschwerden in den Tagen vor den Tagen, während der Tage und nach der Entbindung oder während der Wechseljahre. Bei Frauen wie bei Männern räumt das „Bauchwehkraut" den Magen auf.

- 1 gehäufter EL frisches oder 1 gehäufter TL getrocknetes Schafgarbenkraut
- 200 ml Wasser

Schafgarbenkraut gut zerkleinern und mit heißem Wasser überbrühen. Zugedeckt 5–7 Minuten ziehen lassen, abseihen. Nach Bedarf mehrmals pro Tag 1 Tasse trinken.

Schafgarbenblüten*Öl*

Eine Unterleibsmassage mit einem Ölauszug lindert Menstruationsbeschwerden und leichte Krämpfe bei Magen-Darm-Problemen. Zugleich lässt sich das Öl für die Pflege rauer, entzündlicher Haut einsetzen.

Eine Flasche zu einem Drittel mit frischen Schafgarbenblüten und jungen Blättern füllen. Mit gutem Olivenöl oder Mandelöl aufgießen. An einem dunklen, zimmerwarmen Ort 2 Wochen ausziehen, dabei mindestens 1-mal täglich die Flasche bewegen.
Es dürfen keine Pflanzenteile aus dem Öl herausragen. Absieben und in dunkle Flaschen umfüllen, kühl und dunkel lagern.

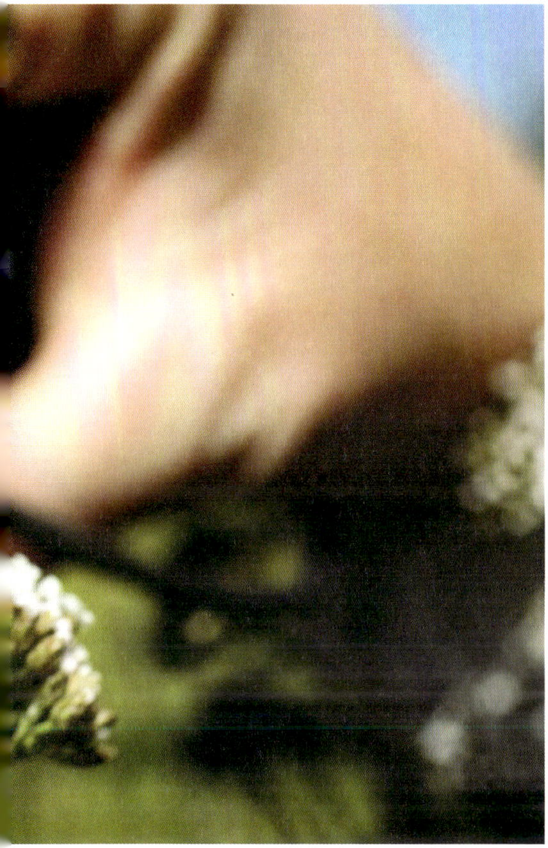

SchafgarbenWein

Dieses Tonikum nicht nur für Frauen spendet morgens Energie und bringt abends Entspannung. Der sanft-herbe Weinauszug sorgt für eine gute Verdauung, stärkt das Herz, beruhigt die Nerven und sorgt für ruhigen Schlaf.

- 1 gut gehäufte Handvoll frische Schafgarbenblüten
- 0,7 l Weißwein

Schafgarbenblüten mit dem Weißwein übergießen, im Kühlschrank 2–3 Wochen ziehen lassen. Abfiltern und gekühlt lagern. Nach Belieben 1 kleines Glas davon genießen.

LeberWickel

Die Arbeit der Leber, des größten Entgiftungsorgans unseres Körpers, kann man mit einem Schafgarbenwickel unterstützen. Nach der Hauptmahlzeit mittags umgelegt, wirkt er besonders gut – auch unterstützend beim Fasten oder bei Ausleitungskuren.

- 1 Handvoll frisches oder 3 EL getrocknetes Schafgarbenkraut
- 1 l Wasser
- 1 großes Baumwoll- oder Leinentuch
- langer Schal oder Stola
- Wärmflasche oder Kirschkernkissen

Schafgarben mit kochendem Wasser übergießen, zugedeckt 10 Minuten ziehen lassen, abseihen. Das Tuch mit dem nicht mehr heißen, aber noch gut warmen Sud tränken, auswringen und auf die Körperpartie über der Leber (unterhalb des rechten Rippenbogens) auflegen. Schal oder Stola herumwickeln. Wärmflasche oder erhitztes Kirschkernkissen auflegen. Warm zugedeckt 30 Minuten ruhen. Wickel abnehmen und nochmals 10 Minuten nachruhen.

Mein persönliches Highlight

Getreu dem Spruch „Schafgarb' im Leib tut wohl jedem Weib!" habe ich stets Butter vermischt mit fein gehackter Schafgarbe parat, zum Würzen von Gemüse und als pikanten Brotaufstrich.

Weidenröschen

Entlang von Bächen und Gräben und an feuchten Stellen schaukeln zarte Blüten, rosenrot wie Röschen in der Brise. Schmale Blätter an den langen Stängeln ähneln denen der Weiden, die sie oft überragen: Es sind die Weidenröschen.

Kleine Vorstellungsrunde

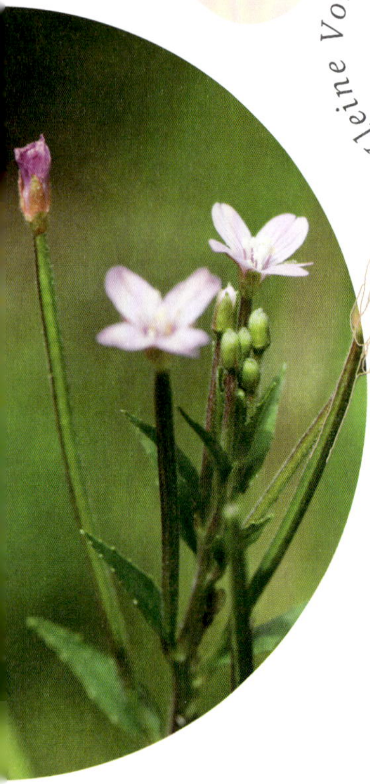

So heißt es botanisch → *Epilobium parviflorum*

So sieht es aus → ausdauerndes, knöchel- bis hüfthohes Kraut mit zottig behaarten Stängeln, oben verzweigt; schmal elliptische, am Rand fein gezähnte, fingerlange Blätter; fingernagelgroße, hellrosa Blüten aus vier Kronblättern, die in der Mitte tief eingekerbt sind; Blütezeit von Juni bis September; sehr lange und schlanke Kapselfrüchte, die winzige Samen mit flaumigen Haaren freigeben

Hier wächst es → an sonnigen bis halbschattigen Stellen entlang von Gewässern, Gräben, Hängen

Nicht verwechseln mit → mit den sehr ähnlichen Arten Zottiges Weidenröschen (*Epilobium hirsutum*) mit größeren, intensiver gefärbten Blüten und stärkerer Behaarung, Vierkantiges Weidenröschen (*Epilobium tetragonum*) mit vierkantigem Stängel, Rosenrotes Weidenröschen (*Epilobium roseum*) mit kantigem, kaum behaartem Stängel, Berg-Weidenröschen (*Epilobium montanum*) mit wenig behaartem Spross; Wald-Weidenröschen (*Epilobium angustifolium*) mit viel stattlicherem Wuchs, sehr auffälligen Blütenkerzen in leuchtender Farbe und nur an eher trockenen Standorten wie Waldlichtungen, Wegrändern, Böschungen; in der Volksheilkunde werden alle Arten gleichermaßen verwendet

So wirkt es → entzündungshemmend, sanft krampflösend, schmerzlindernd, hemmend auf männliche Sexualhormone

Ernten: was, wann, wie?

Die blühenden Triebspitzen pflückt man an milden Tagen, solange sie noch kaum Früchte gebildet haben. Beim Trocknen an einem schattigen, luftigen Ort passiert es trotzdem, dass sich aus Blüten Früchte bilden, die aufspringen und die flaumig behaarten Samen freigeben. Das mindert die Qualität jedoch nicht.

Klein in den Blüten, groß in der Wirkung

Bis heute ist wissenschaftlich nicht geklärt, ob in ihm tatsächlich die Kräfte schlummern, die man ihm nachsagt. Immerhin lassen die bislang bekannten Inhaltsstoffe schlüssig erscheinen, wogegen Weidenröschen hilfreich sein sollen:

Weit verbreitet und doch wenig beachtet, fristet das Kleinblütige Weidenröschen ein Dasein als vergessenes, kaum gebräuchliches Heilkraut.

- Bei Männern soll es Beschwerden der Prostata (vor allem beginnende benigne Prostatahyperplasie) lindern.
- Bei Frauen kann es wegen seiner harntreibenden Wirkung bei einer Reizblase hilfreich sein.
- Äußerlich wird Weidenröschen dank der entzündungshemmenden Inhaltsstoffe bei Hautirritationen verwendet.
- Innerlich kann Weidenröschen bei Schleimhautentzündungen im Hals-Rachen-Raum helfen.

Russischer Haustee

Weidenröschen kommen überall in Europa bis tief nach Sibirien und Ostasien vor. Sie siedeln sich gerne in großen Herden an, überwachsen rasch Flächen mit offenem Boden, etwa Windwurfflächen im Wald oder Uferbereiche nach Überschwemmungen. Ohne exakte Unterscheidung der einzelnen, einander oft sehr ähnlichen Arten werden Weidenröschen gerne für Tee verwendet. Berühmt geworden ist der vornehmlich in Russland verwendete sogenannte Koptische Tee, der mit seinem fein-herben Geschmack einen guten Ersatz für schwarzen Tee liefert.

Ah!

Eine gutartige Prostatavergrößerung plagt vornehmlich Männer im fortgeschrittenen Alter. In der ersten Phase, dem Reizstadium, kann Weidenröschen helfen, die Symptome zu mildern. Zu diesen gehören häufiger Harndrang, auch nachts, und schwächer werdender Urinstrahl mit Nachtröpfeln. Mit dem Urologen sollte unbedingt abgeklärt werden, ob Weidenröschen unterstützend für eine Therapie in Frage kommt.

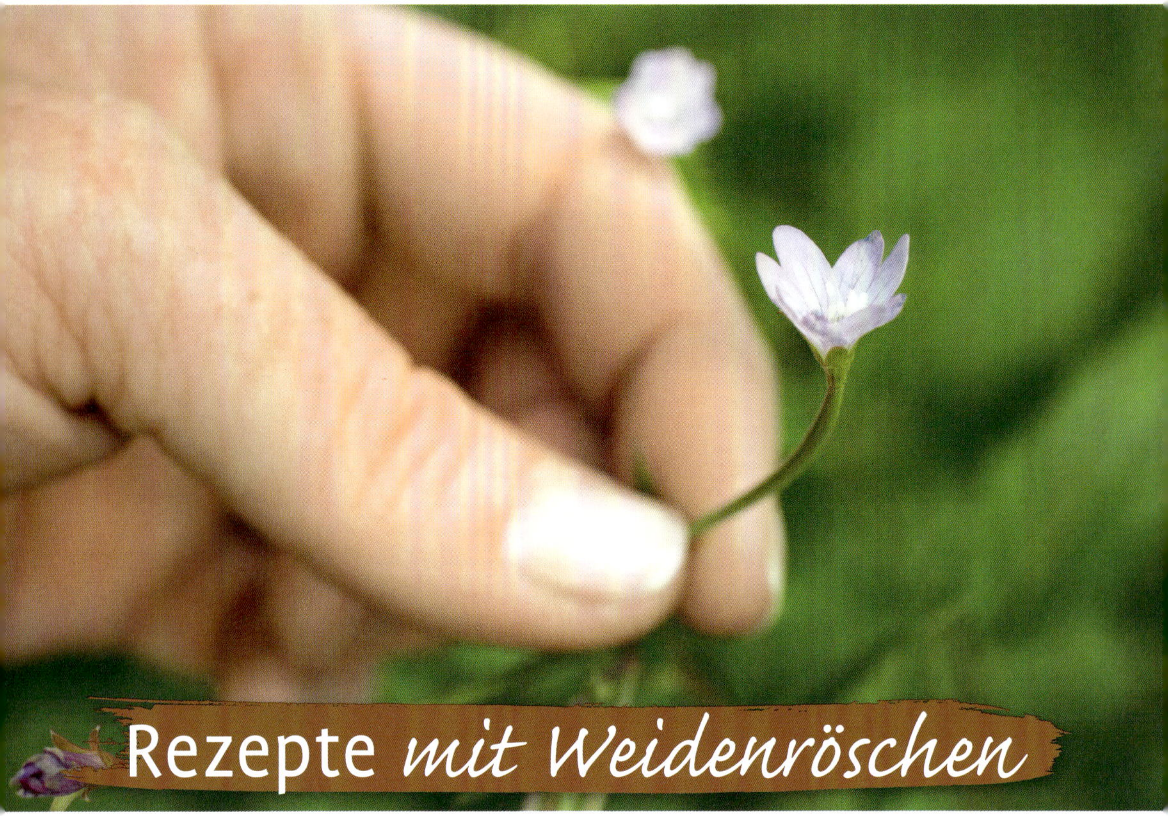

Rezepte mit Weidenröschen

WeidenröschenTee

Der Heißaufguss aus dem blühenden Kraut soll bei Entzündungen der Harnwege und der Prostata helfen. Regelmäßig über längere Zeit getrunken, wird er bei chronischer Reizblase und nach Prostata-Operationen empfohlen.

- 1 El frisches oder 1 TL getrocknetes Weidenröschenkraut
- 200 ml Wasser

Kraut mit heißem Wasser überbrühen, zugedeckt 10 Minuten ziehen lassen, abseihen und einnehmen. Bei akuten Beschwerden 3-mal täglich 1 Tasse, sonst kurmäßig 1-mal täglich 1 Tasse über 3–6 Monate trinken.

WeidenröschenTinktur

Statt eines Tees kann man ebenso eine Tinktur einnehmen. Dafür je Einnahme 15–20 Tropfen der Tinktur in Wasser verdünnt trinken.

- 1 Handvoll frisches oder 3 EL getrocknetes Weidenröschenkraut
- 250 ml Alkohol (70 Vol.-%)

Weidenröschenkraut sorgsam zerkleinern und in ein Glasgefäß geben. Mit dem Alkohol übergießen. Verschließen und an einen dunklen, zimmerwarmen Ort stellen. 2 Wochen ausziehen lassen, dabei mindestens 1-mal täglich schütteln. Abfiltern, in eine dunkle Glasflasche umfüllen, kühl und dunkel lagern. Haltbarkeit 1 Jahr.

Weidenröschen*Salat*

Weidenröschen liefern leckere Wildkräuterkost. Am besten schmecken die ganz jungen Blattrosetten, die ähnlich wie Feldsalat zeitig im Frühjahr gestochen werden. Wegen ihres hohen Vitamingehalts sind sie echte Vitalkost. Und manchem Mann mögen knackige Weidenröschen im Salat sicher gut zur Vorbeugung vor altersbedingten Beschwerden dienen.

- 1 Handvoll Rosetten vom Weidenröschen
- 1 Schalotte
- 2 EL Crème fraîche
- 1 TL Weißweinessig
- etwas Honig
- Salz, Pfeffer
- 1 TL Kürbiskerne

Weidenröschen waschen, trocken schleudern. Schalotte abziehen und fein würfeln. Mit Crème fraîche, Essig und Honig zu einem Dressing verrühren, salzen und pfeffern. Kürbiskerne ohne Fett anrösten, abkühlen lassen. Rosetten mit dem Dressing mischen, Kürbiskerne darüberstreuen.

Weidenröschen*Auflage*

Extrakte aus dem Schmalblättrigen Weidenröschen *(Epilobium angustifolium)* werden in Babypflegeprodukten eingesetzt, um die Haut in der Windelregion vor Entzündungen zu schützen. Auch in manchen Cremes oder Aftershaves sind Auszüge aus der Waldpflanze enthalten, weil sie entzündungswidrig und antibiotisch wirken und so die Haut gut schützen. Eine Auflage mit Weidenröschentee kann gute Dienste leisten.

- 1 Tasse Weidenröschentee
- 1 Baumwolltuch

Tuch mit dem lauwarmen Tee tränken und auswringen. Auf die entsprechende Körperstelle auflegen und kurz einwirken lassen.

Mein persönliches Highlight

Junge Sprosse, feine Blütentriebe, noch geschlossene Früchte im Dampf ganz kurz garen, mit Kräuterbutter oder Kräuteröl mischen – sehr delikat!

Königskerze

Wie ein Zepter, besetzt **mit goldenen Blütenjuwelen**, ragen die mächtigen Stängel der Königskerze empor. Ein Hoch auf die stolzen Blumen, die **sommersonnig** bis tief in den Herbst hinein **leuchten**.

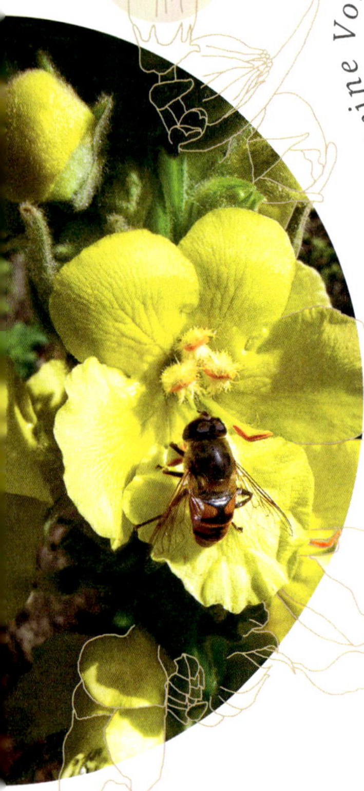

Kleine Vorstellungsrunde

So heißt sie botanisch → Großblütige Königskerze (*Verbascum densiflorum*)

So sieht sie aus → bis übermannshohe, zweijährige Pflanze; Stängel kräftig, meist unverzweigt; große, eiförmige, stark filzige, graugrüne Blätter in dichter Rosette, Stängelblätter in den Schaft herablaufend, der so wie geflügelt wirkt; goldgelbe Blüten mit orangen, wolligen Staubgefäßen dicht gedrängt in kerzenartigem Blütenstand; Blütezeit Juli bis Oktober

Hier wächst sie → an sonnigen, trockenen Stellen, inmitten von Unkrautfluren, an Schuttplätzen, Wegrändern, Waldschlägen

Nicht verwechseln mit → Kleinblütiger Königskerze *(Verbascum thapsus)* mit brusthohem Wuchs, reich verzweigtem Blütenstand, hellgelben Blüten und Windblumen-Königskerze (*Verbascum phlomoides*) mit deutlich gestielten Blättern und ungeflügeltem Schaft, beide ebenfalls heilkundlich verwendet; Schwarzer Königskerze (*Verbascum nigrum*) mit oberseits glänzend grünen Blättern an oft rot überlaufenen Stängeln, gelben Blüten mit purpurviolett behaarten Staubgefäßen, Mehliger Königskerze (*Verbascum lychnitis*) mit fast weißen Blüten, sie gelten beide nicht als Heilpflanzen

So wirkt sie → reizlindernd, schleimlösend, auswurffördernd, entzündungshemmend, mild wassertreibend

Ah!

Königskerze zählt wegen ihrer reichlich vorhandenen Schleimstoffe zu den sogenannten Mucilaginosa. Das sind Heilmittel, die reizlindernd und einhüllend wirken. Da Schleimstoffe durch Hitze zerstört werden – sie verkleistern – muss ein Tee kalt angesetzt werden, wenn er gegen trockenen Husten eingesetzt werden soll.

Ernten: was, wann, wie?

An milden Tagen vom Hochsommer bis in den Herbst hinein zupft man täglich die sich immer neu am langen Stängel öffnenden Blüten ohne Kelch, am besten frühmorgens, wenn sie noch straff sind. Schon mittags erschlaffen sie und welken dahin. Die Blüten in einem Dörrapparat trocknen, damit sie ihre leuchtend gelbe Farbe behalten. Luftdicht und locker geschichtet aufbewahren, denn sie ziehen leicht Feuchtigkeit oder drücken sich zusammen. Dadurch verfärben sie sich braun und werden wertlos. Günstig ist es, kleine Päckchen mit Kieselgel (Silikagel) hinzuzufügen, die das Feuchtwerden verhindern.

Streicheleinheiten

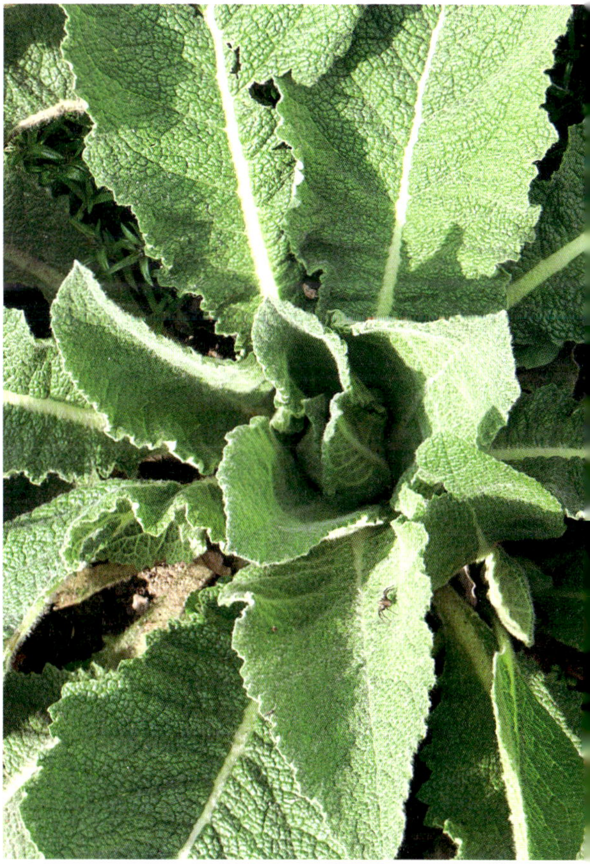

Schon mal eine Königskerze gestreichelt? Dann wissen Sie, wie sich eine Kuschelpflanze anfühlen soll. Die Blätter sind dicht filzig behaart, was der imposanten Pflanze den Namen Wollblume eingetragen hat. In der Heilkunde ist seit der Antike vor allem die Großblütige Königskerze beschrieben. Ihre Blüten, bisweilen so groß wie ein Zwei-Euro-Stück, duften zart nach Honig und schmecken süßlich und schleimig. Sie

- wirken Heiserkeit und Hustenreiz entgegen, lösen den Schleim und erleichtern das Abhusten,
- fördern das Schwitzen und sollen grippale Infekte schneller abklingen lassen,
- stoppen Ohren- und Nervenschmerzen, helfen gegen Juckreiz und Hautentzündungen,
- wirken sanft wassertreibend und lindern rheumatische Beschwerden.

Wissenschaftlich anerkannt ist allein die Wirksamkeit der Königskerze bei Katarrhen der oberen Atemwege. Trotzdem legen Inhaltsstoffe wie antibiotisch wirkendes Aucubin und das Immunsystem stimulierende Flavonoide es durchaus nahe, dass Königskerzen auch in den anderen Einsatzbereichen hilfreich sind.

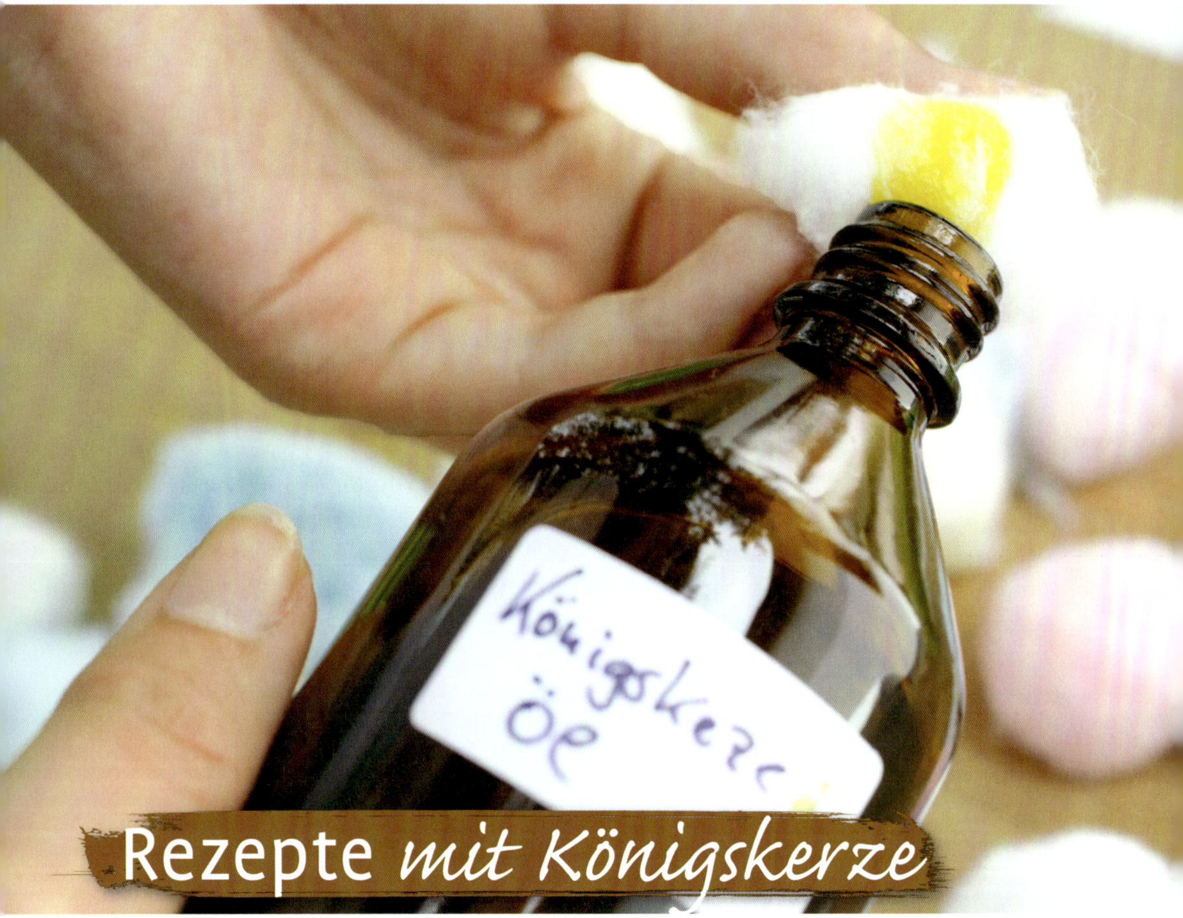

Rezepte *mit Königskerze*

*Königs*Öl

Ein Ölauszug aus den Blüten wird gemäß Volksheilkunde bei Ohrenschmerzen, Nervenschmerzen und rheumatischen Beschwerden wie bei Hautausschlägen angewendet.

- 1 Handvoll frische Königskerzenblüten
- 150 ml kalt gepresstes, natives Pflanzenöl (z. B. Sonnenblumenöl, Olivenöl, Mandelöl)

Blüten in ein Schraubglas geben und mit dem Öl übergießen. Gefäß schließen und an einen dunklen, zimmerwarmen Ort stellen.

Während 2 Wochen täglich schütteln, dann abfiltern.

In einer Braunglasflasche kühl und dunkel aufbewahren. Haltbarkeit 1 Jahr.

Bei Ohrenschmerzen einen Wattebausch damit tränken, in ein Baumwolltuch einschlagen und auf das Ohr auflegen, mit einem Stirnband oder Schal fixieren und einige Stunden einwirken lassen – entgegen vielen Empfehlungen NICHT in den Gehörgang träufeln.

Bei Schmerzen, Rheuma oder Hautproblemen eine kleine Menge Öl sanft in die entsprechenden Körperpartien einmassieren.

*Königskerzen*Auszug

Bei Hustenreiz, trockenem Husten und gereizter Rachenschleimhaut. Die reizlindernden Schleimstoffe und das entzündungshemmende Aucubin aus den Königskerzen löst man mit einem Kaltansatz heraus. Für den Tagesbedarf (3–4 Tassen) braucht man:

- 5 EL frische oder 5 TL getrocknete Königskerzenblüten
- 1 l Wasser

Königskerzenblüten mit kaltem Wasser übergießen, zugedeckt mindestens 2 Stunden stehen lassen, dann abfiltern. Filtrat in den Kühlschrank stellen. Pro Tasse etwa ein Drittel vom Filtrat vorsichtig auf Trinktemperatur (maximal 40 °C) erwärmen.

*Königskerzen*Tee

Ein heiß aufgebrühter Tee der Blüten leuchtet appetitlich goldgelb. Er sorgt dafür, dass sich zäher Schleim in den Atemwegen löst und leicht abgehustet werden kann.

- 1 EL frische oder 1 TL getrocknete Königskerzenblüten
- 1 EL frische oder 1 TL getrocknete Königskerzenblüten
- 200 ml Wasser

Blüten mit heißem Wasser übergießen, 10 Minuten ziehen lassen. Durch einen Papierfilter abseihen, um sämtliche feinen Härchen zurückzuhalten, und in kleinen Schlucken trinken. Nach Bedarf bis zu 3- oder 4-mal täglich. Als begleitende Kräuter nimmt man gerne Spitzwegerich (Seite 36–39) und Gänseblümchen (Seite 40–43).

*Königskerzen*Saft

Wer viel redet, wer laut singt, sollte seine Stimmbänder gut pflegen und seinen Hals vor Entzündungen schützen. Dafür kann ein Königskerzensaft hilfreich sein.

- 1 Handvoll Königskerzenblüten
- 1 l Traubensaft (rot oder weiß)

Königskerzenblüten mit dem Traubensaft aufgießen. Zum Kochen bringen, 5 Minuten simmern lassen. Nach dem Abkühlen abfiltern, Saft im Kühlschrank lagern. Bei Bedarf 1 Glas davon im Wasserbad erwärmen und in kleinen Schlucken trinken.

Mein persönliches Highlight

Königskerzenblüten, Thymian und Honig in Butter ist eine hustenlösende Köstlichkeit – die Königsbutter unter Gemüse mischen oder aufs Brot streichen.

Baldrian

Wenn die Natur allmählich zur Ruhe geht, die Pflanzen sich unter die Erde zurückziehen, beginnt die Wurzelzeit. Beste Gelegenheit, nach innerem Ausgleich – und nach Baldrian – zu suchen. Schon allein das Aufspüren und Ernten der Wurzelstöcke wirkt meditativ.

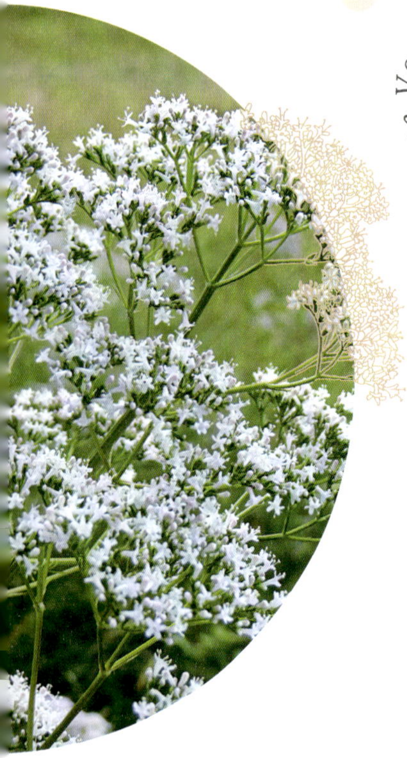

Kleine Vorstellungsrunde

So heißt er botanisch → *Valeriana officinalis*

So sieht er aus → bis mannshohe, ausdauernde krautige Pflanze mit längs gefurchten, hohlen, nur oben wenig verzweigten Stängeln; gegenständige, unpaarig gefiederte, fein gezähnte oder auch glatte Blätter; sehr kleine, fünfteilige, rosafarbene bis weiße, süßlich duftende Blüten in dichten Schirmrispen; Blütezeit Mai bis Juli

Hier wächst er → an sonnigen bis halbschattigen Stellen auf feuchten Wiesen, entlang von Gewässern und Gräben, an Waldrändern, auf Brachflächen

Nicht verwechseln mit → Sumpf-Baldrian (*Valeriana dioica*), der viel kleiner bleibt, Dreiblatt-Baldrian (*Valeriana tripteris*), der jedoch nur dreigeteilte Blätter hat und an steinigen Stellen wächst

So wirkt er → beruhigend, ein- und durchschlaffördernd, entkrampfend, konzentrations- und leistungssteigernd

Ernten: was, wann, wie?

Wurzeln im Herbst, nach Ende der Wachstumsperiode, mit Schaufel oder Grabgabel aus der Erde holen. Vorzugsweise Wurzeln von mindestens zwei-, höchstens vierjährigen Pflanzen ernten. Sorgfältig reinigen. Wurzeln grob zerkleinern und in Dörrgerät oder Backofen bei maximal 35 °C trocknen, bis sich die Stücke knackend zerbrechen lassen.

Stress lass nach

Wer wird denn gleich in die Luft gehen? Da greift man besser zu einer Heilpflanze, deren wahrer Schatz im Boden gedeiht. Die Wurzel des Baldrians ist nicht nur bei Katern beliebt, sie gilt auch als das „pflanzliche Valium". Anders als synthetische Barbiturate macht Baldrian aber nicht abhängig.

Das Aroma beruht auf ätherischen Ölen und den Abbauprodukten weiterer nicht stabiler Inhaltsstoffe. Bei zu heißer Trocknung oder falscher Lagerung können unangenehme Gerüche entstehen.

Die Mischung macht die sanfte Kraft

Seine Wirkung beruht auf einem breiten Gesamtkomplex an Substanzen und deren Abbauprodukten. Welchen Einfluss die einzelnen Inhaltsstoffe auf den menschlichen Organismus genau haben, ist noch nicht geklärt.

- Baldrian beruhigt aufgeregte Gemüter, das macht ihn bei nervösen Angstzuständen und Erregung durch Stress so wertvoll.
- Baldrian schenkt innere Ruhe und wird daher bei Schlafstörungen und nervösen Herzbeschwerden eingesetzt.
- Baldrian wirkt aber auch psychisch ausgleichend. Er macht Müde munter, sorgt für mehr Konzentration und steigert die Leistungsfähigkeit.

Nachhaltig, aber nicht nachteilig

Der Echte oder Arzneibaldrian, wie man die Pflanze korrekt nennt, fördert erst nach längerer Anwendung das Ein- und Durchschlafen. Es gibt nach Einnahme von Baldrian auch keinen Hangover, also Müdigkeit, Benommenheit oder Leistungsabfall am nächsten Tag. Zudem gilt Baldrian als eine Heilpflanze, die man uneingeschränkt zur Selbstmedikation empfehlen kann, weil keine unangenehmen Nebenwirkungen zu befürchten sind.

Ah!

Frisch aus der Erde gegraben verbreiten Baldrianwurzeln keinen Eigengeruch. Erst beim Trocknen entfaltet sich der balsamische Duft voller holzig-würziger, moschusartiger Noten, was man auch für Parfümkompositionen nutzt.

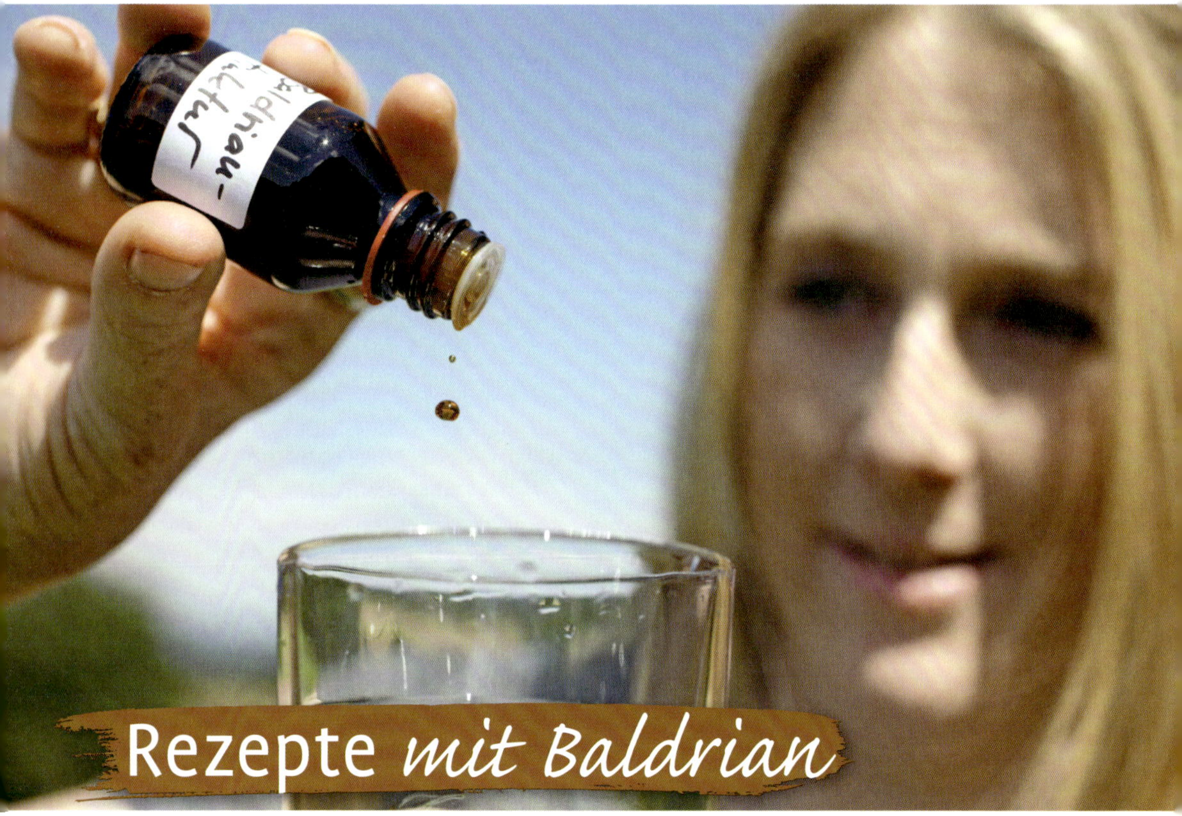

Rezepte *mit Baldrian*

*Baldrian*Tinktur

Gut zu lagern, stets zur Hand und einfach in der Anwendung – eine Tinktur aus Baldrianwurzeln gehört zu den praktischsten Zubereitungen für die Hausapotheke.

- 100 g getrocknete Baldrianwurzeln
- 500 ml Alkohol (70 Vol.-%)

Wurzeln sehr fein zerkleinern. In ein Gefäß geben und mit dem Alkohol übergießen. Verschließen und an einen dunklen, zimmerwarmen Ort stellen. 2 Wochen stehen lassen, täglich schütteln. Abfiltern und in Braunglas- oder Tinkturfläschchen umfüllen. Dunkel und kühl lässt sich die Tinktur 1 Jahr lagern. Bei Bedarf 20–30 Tropfen mehrmals täglich einnehmen.

*Baldrian*Tee

Um die Inhaltsstoffe aus der holzigen Baldrianwurzel herauszulösen, reicht ein schlichter Heißaufguss nicht aus. Eine kleine Teezeremonie steigert dagegen die Wirksamkeit: Wer den Tee mit Sorgfalt und Geduld zubereitet, wird merken, dass er dann sogar noch viel mehr Ruhe schenkt. Der Aufwand relativiert sich außerdem, wenn man gleich den Tagesbedarf ansetzt.

- 10 EL frische oder 10 EL getrocknete Baldrianwurzeln
- 2 l Wasser

Baldrianwurzel fein zerkleinern, am besten nochmals in einem Mörser zerstoßen. Mit kaltem

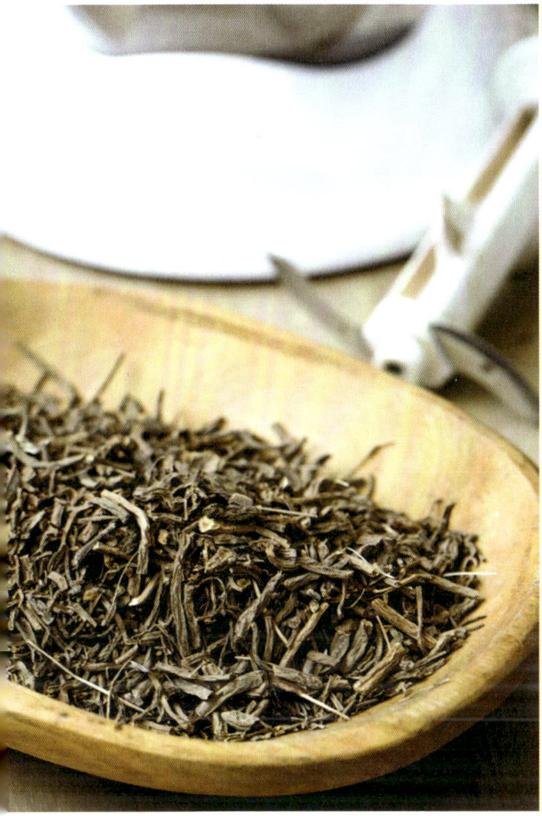

BaldrianBad

Ein Vollbad ist schon an sich entspannend. Ein Baldrianbad wirkt noch stärker, es beruhigt die Nerven, bringt einen zur Ruhe, löst Spannungen im Körper und lockert die Muskulatur.

- 100 g Baldrianwurzel
- 2 l Wasser

Baldrianwurzel fein zerkleinern und mit kochendem Wasser übergießen. Zugedeckt 15–20 Minuten ziehen lassen, abseihen. Den Sud zu dem auf 35–37 °C temperierten Badewasser geben. Ungefähr 1 Stunde vor dem Zubettgehen für 10–20 Minuten darin baden. Anschließend kurz duschen, abtrocknen und ins Bett gehen.
Für einen angenehmeren Duft und zur unterstützenden Wirksamkeit kann man zum Baldrianaufguss noch Melissenblätter oder ein paar Tropfen ätherisches Öl, etwa Lavendel oder Citronell (Indische Melisse) mischen.

Wasser aufgießen und zum Kochen bringen. Rund 1 Stunde zugedeckt sanft köcheln, dann erkalten lassen. Erst jetzt abseihen. Der Sud lässt sich im Kühlschrank 2–3 Tage aufbewahren. Bei Bedarf 1- bis mehrmals täglich 1–2 Tassen auf Trinktemperatur erwärmen, den süßlich-bitteren Tee nach Belieben mit Honig süßen und trinken. Gewöhnlich tritt eine Wirkung erst nach 2–4 Wochen Anwendung ein.
Bei nervösen Herzbeschwerden mischt man der Baldrianwurzel häufig Weißdorn (siehe Seite 60–63), bei Angstzuständen Johanniskraut (siehe Seite 84–87) hinzu.
Melisse, Hopfen, Lavendel oder Passionsblume sind weitere Heilpflanzen, die unterstützend zum Baldrian wirken.

Mein persönliches Highlight

Baldrianblüten, getrocknet in ein Kissen gefüllt, geben ihren feinen Duft frei, wenn man sie neben das Kopfkissen legt und sanft knautscht. Das kühlt hitziges Gemüt und wirkt wie Schäfchenzählen.

Brennnessel

Wenn sie nicht **brennen** würde, wäre sie wohl schon ausgerottet, so heißt es aus berufenen Mündern. Nach frischen Frühlingstrieben, **kräftigen Sommerblättern** und gehaltvollen Nussfrüchten füllen zuletzt die **feinen Wurzeln** die Hausapotheke.

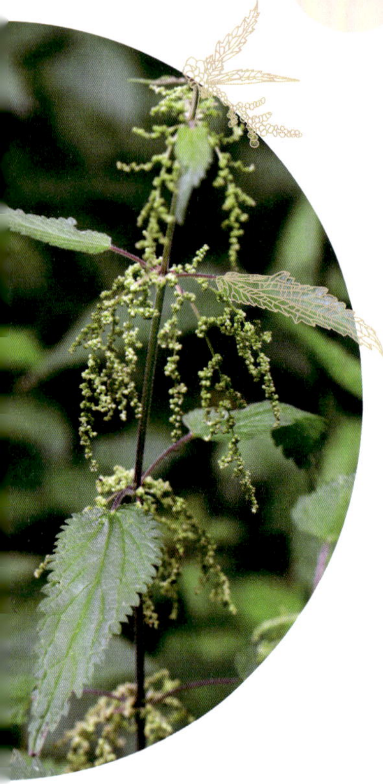

Kleine Vorstellungsrunde

So heißt sie botanisch → *Urtica dioica*

So sieht sie aus → knie- bis schulterhohes ausdauerndes Kraut mit überwiegend unverzweigten, kantigen Stängeln, meist in großen Gruppen; matt dunkelgrüne, spitz herzförmige, am Rand stark gesägte Blätter, die sich stets paarweise gegenüberstehen; winzige männliche und weibliche Blüten an getrennten Pflanzen an langen Rispen in den Blattachseln; Blütezeit Juli bis Oktober; dreikantige, millimeterkleine Nussfrüchte

Hier wächst sie → an sonnigen bis schattigen Stellen auf stickstoffreichen Böden, in Auwäldern, an Waldrändern, Ackerrainen, in Gärten und Parks, in Unkraut- und Schuttfluren

Nicht verwechseln mit → Kleiner Brennnessel (*Urtica urens*) mit kleinerem Wuchs, sehr dicht mit Brennhaaren bewehrten, mehr eiförmig-elliptischen Blättern und Stängeln, männlichen wie weiblichen Blüten an derselben Pflanze, die aber ebenso heilkundlich genutzt wird

So wirkt sie → harntreibend, entzündungshemmend, immunstärkend, allgemein stärkend

Ernten: was, wann, wie?

Sobald die oberirdischen Triebe absterben, gräbt man die Wurzeln aus, reinigt sie sorgfältig und trocknet sie rasch in einem Dörrapparat. Die Blätter werden am besten kurz vor Blühbeginn von den Stängeln gepflückt und im Schatten an luftiger Stelle getrocknet. Man kann auch ganze Triebe abschneiden und die Blätter nach dem Trocknen von den Stielen streifen. Junge Triebspitzen, jeweils die oberen vier Blätter für den Frischverzehr oder zum Entsaften, lassen sich vom zeitigen Frühjahr bis weit in den Herbst ernten. Früchte holt man sich am besten im Spätsommer, solange sie noch nicht braun gefärbt sind, und trocknet sie schonend an einem schattigen, luftigen Ort.

Allerweltsmittel der Volksmedizin

Von allem genügend, von nichts zu viel, so könnte man die „inneren Werte“ der Großen Brennnessel umreißen. Alles an ihr lässt sich nutzen, nicht allein in der Heilkunde, sondern auch in der gesunden Küche, im naturnahen Garten und wie in früheren Zeiten sogar ihre Fasern für Seile und Stoffe.

- Die Wurzeln helfen bei Harnwegs- und Prostatabeschwerden, entstauen die Prostata und mindern den Druck auf die Harnleiter, steigern den Urinfluss und vergrößern die Abstände zwischen den Blasenentleerungen.

- Die Blätter zeigen entwässernde wie entzündungshemmende Wirkung und werden zu Durchspülungstherapien bei Harnwegsentzündungen, zur Vorbeugung bei Nierengrieß und bei rheumatischen Beschwerden empfohlen.

- Die dreikantigen Nussfrüchtchen und die jungen Triebspitzen gelten nicht nur in der Erholungsphase nach längeren Krankheiten, sondern ganz allgemein als vitalisierend, sind bei entgiftenden Kuren unverzichtbar und kräftigen das Immunsystem.

Nach dem Griff in eine Brennnessel bringt etwas Saft, frisch aus einem zerknautschten Blatt vom Spitzwegerich (Seite 36–39) oder Gänseblümchen (Seite 40–43) gepresst, Linderung.

Wahrlich wehrhaft

Wer einmal mit Brennnesseln in Kontakt gekommen ist, wird sich an die schmerzhafte Begegnung erinnern. Wie mit Injektionsnadeln spritzt sie einem einen Cocktail aus Histamin, Serotonin und Ameisensäure unter die Haut, was Jucken, Rötung, Quaddelbildung bis hin zu Schmerz hervorruft.

Ah!

Urtikation, diese nicht ganz schmerzfreie Behandlung hat ihren Namen nach *Urtica*, der Brennnessel. Ischias-, Rheuma- und Arthroseschmerzen lassen sich nachhaltig lindern, indem man sich zwei bis drei Tage hintereinander ein Bündel Brennnesseltriebe auf schmerzende Stellen schlägt. Die Durchblutung wird stark angeregt, es entsteht ein wohltuendes Wärmegefühl. Behandelte Stellen nicht waschen, sonst beginnt es unangenehm zu brennen.

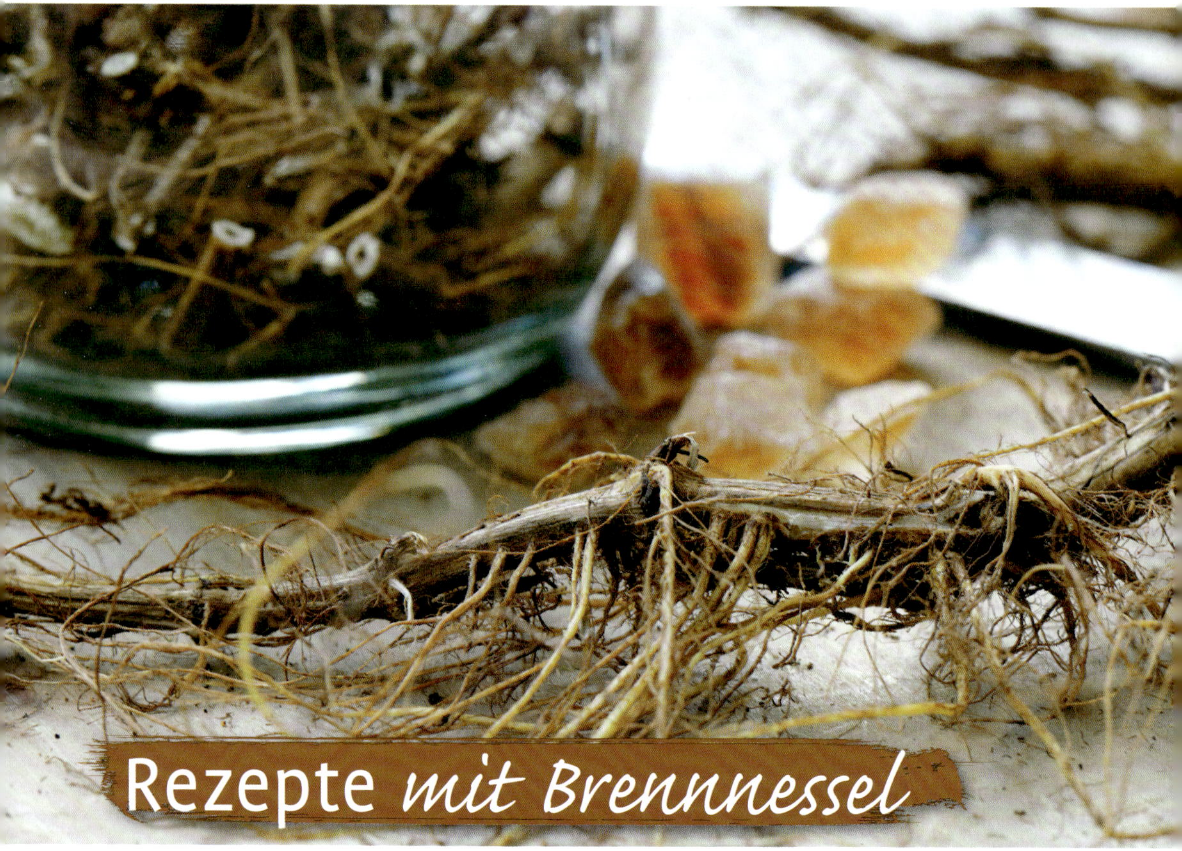

Rezepte *mit Brennnessel*

*Brennnessel*Früchte

Bereits vor 2000 Jahren rühmte der griechische Dichter Ovid die außergewöhnlichen Kräfte der kleinen grünen Früchte. Im Mittelalter war es Mönchen und Nonnen verboten, die fälschlich oft als Samen bezeichneten Früchte zu essen.
Wertvolle Pflanzenöle, Vitamin E und Phytosterine sowie eine Fülle an Mineralien machen ihren Wert aus. Man spricht ihnen zu, dass sie beim Mann die Potenz steigern und die Samenproduktion fördern.
Allgemein gelten die Früchte als Stärkungsmittel und werden bei Antriebslosigkeit und Leistungsschwäche empfohlen. Das in den Früchtchen enthaltene Öl lässt sich nur schwer herauspressen, aber man kann die Früchte gut in Öl zerreiben. So erhält man eine kräftig dunkelgrüne, herbnussige Paste, die sich direkt einnehmen oder auch in vielerlei Speisen einsetzen lässt, etwa im Salatdressing, zur Abrundung von Gemüse oder als Krönung auf einer Kartoffelsuppe.

- 1 Teil Brennnesselfrüchte, frisch oder getrocknet
- 1 Teil Pflanzenöl

Brennnesselfrüchte mit Öl im Mörser zerreiben, in ein Schraubglas füllen und kühl aufbewahren. Täglich ½ Teelöffel zu sich nehmen.

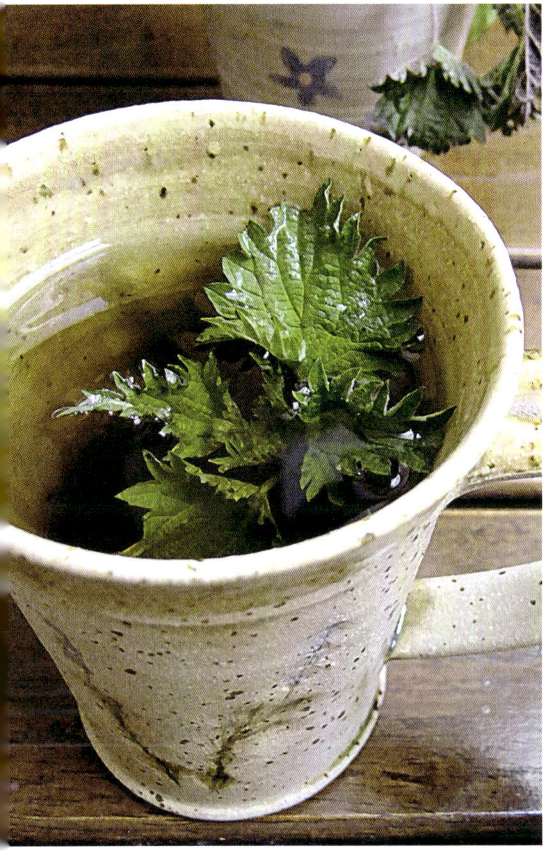

Brennnesselwurzel*Likör*

Bei gutartiger, beginnender Prostatahyperplasie kann eine kurmäßige Anwendung dieses alten Hausrezepts hilfreich sein. Auch ein Tee oder eine Tinktur kommen in der Volksheilkunde zum Einsatz. Mit der Linderung der Beschwerden werden regelmäßige Vorsorgeuntersuchungen beim Arzt aber keineswegs überflüssig, da keine Rückbildung der Vorsteherdrüse erfolgt.

In ein Schraubglas schichtet man locker fein geschnittene Brennnesselwurzeln ein, frische bis zu einem Drittel des Glasvolumens, getrocknete nur zu einem Viertel. Alles mit Doppelkorn oder einem anderen neutralen Schnaps (40 Vol.-% Alkohol) übergießen, dazu noch je Liter Ansatz 2 EL Kandiszucker. Verschlossen an einem dunklen, zimmerwarmen Ort 2 Wochen stehen lassen, täglich 1-mal umschütteln, am Ende abfiltern. Vom Wurzellikör täglich 1 Gläschen (2 cl) über einen Zeitraum von mehreren Wochen einnehmen.

Brennnesselblätter*Tee*

Zum Spülen der Harnwege, vorbeugend bei Neigung zu Nierengrießbildung, unterstützend bei Rheuma oder ganz einfach als Entlastungskur. Aber Vorsicht, die Wirksamkeit des Tees bekommt man kräftig zu spüren.

- 1 gehäufter EL frische oder 1 TL getrocknete Brennnesselblätter
- 200 ml Wasser

Brennnesselblätter mit heißem Wasser überbrühen, zugedeckt 5 Minuten ziehen lassen, abseihen und täglich 3–4 Tassen trinken. Aufgrund seiner außerordentlichen Wirksamkeit sollte man den Tee nicht länger als 4–6 Wochen einnehmen.

Mein persönliches Highlight

Wen Rheuma, Diabetes oder Allergien plagen, kann frisch entsaftete Brennnesselblätter oder Brennnesselspinat (kurz gedämpfte Blätter) einnehmen. Die frischen Zubereitungen helfen oft mehr als ein Tee.

Beinwell

Schon von Weitem zieht er alle Blicke auf sich. Stattlich im Wuchs, zierlich in der Blüte, gewaltig in der Wirkung: Beinwell hat es in sich. Was ihn auszeichnet, merkt man spätestens, wenn man seine dicken Wurzeln aus der Erde holt.

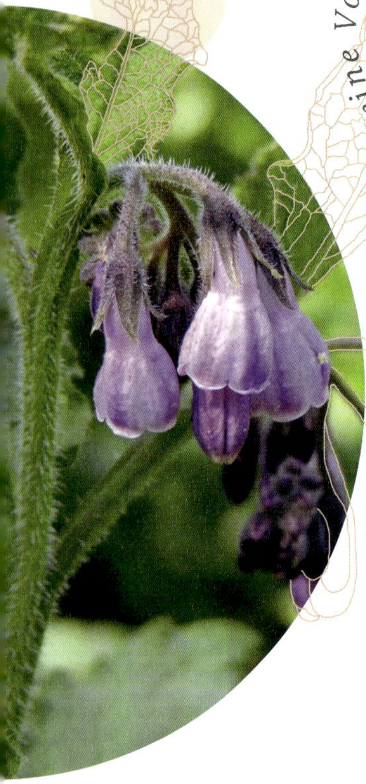

Kleine Vorstellungsrunde

So heißt er botanisch → *Symphytum officinale*

So sieht er aus → bis hüfthohe krautige Pflanze mit kräftigen, oft mehr als fingerdicken Trieben; große, spitz eiförmige, überall borstig behaarte, raue Blätter, deren Blattstiele wie Flügel den Stängel hinablaufen; hell purpurne, verwaschen violette bis gelblich weiße, röhrenförmige Blüten in wie gewickelt erscheinenden Blütenständen; Blütezeit Juni bis September

Hier wächst er → an sonnigen bis halbschattigen Stellen auf sehr nährstoffreichen Böden, auf feuchten Wiesen, entlang von Gräben und Ufern, Brachland

Nicht verwechseln mit → Borretsch (*Borago officinalis*) mit breiteren, mehr eiförmigen, ebenso rauen Blättern; die jungen Blattrosetten vom giftigen Fingerhut (*Digitalis purpurea*) sehen täuschend ähnlich aus, fühlen sich allerdings samtweich an

So wirkt er → reiz- und schmerzlindernd, entzündungshemmend, abschwellend, fördernd auf die Knochenneubildung, regenerierend auf Gewebe

Ernten: was, wann, wie?

Die Wurzel kann man ausgraben, sobald die großen Blätter absterben. Erntezeit ist Oktober bis April. Handschuhe anziehen, die purpurbraune bis schwarze Wurzel färbt sehr stark! Sofort gründlich reinigen, in kleine Scheiben schneiden und im Dörrgerät trocknen.

Wundallheil, Schadheilwurzel

Das „Bein“ im Beinwell leitet sich ab von Gebein, also von Knochen. Die zweite Silbe „well“ geht auf wallen zurück, was zusammenwachsen bedeutet. Wallwurz, wie man Beinwell auch nennt, beschreibt, dass die Wurzel das Verheilen fördert.

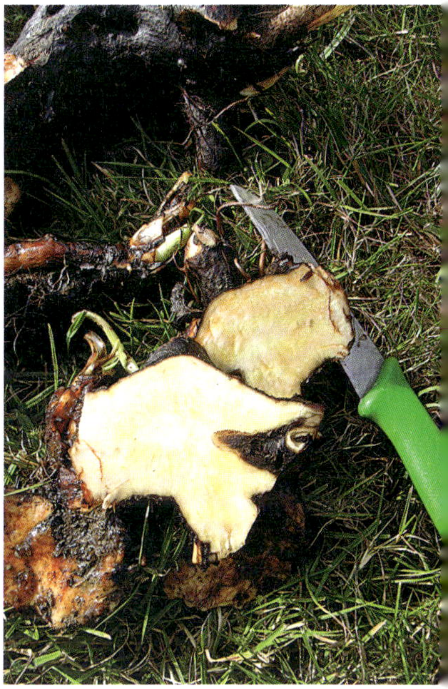

Schwarze Rinde, weißer Kern

Wenn sich der Beinwell auf den Winter vorbereitet und all seine wertvollen Inhaltsstoffe zurück in die Wurzel zieht, kann man mit ihm sein schleimiges Wunder erleben. Die rübenartige, mehr oder weniger verzweigte Wurzel hat eine sehr dunkle Rinde, zeigt sich innen aber hell und quillt über vor Schleim. Doch es gibt noch mehr Substanzen darin:

- Schleimstoffe wirken reizlindernd, können Wärme gut speichern und fördern die Wirkung weiterer Inhaltsstoffe,
- Allantoin fördert die Neubildung von Gewebe und lässt Knochen nach einem Bruch schneller wieder zusammenwachsen,
- Cholin sorgt für Durchblutungssteigerung, reduziertes Auftreten von Schwellungen und ein rascheres Abklingen von Blutergüssen,
- Pflanzensäuren sind verantwortlich für eine Entzündungshemmung und Schmerzlinderung, verhindern zudem Wasseransammlungen.

Wohl und wehe

Die Schleime machen einen guten Teil der Heilwirkung vom Beinwell aus. Allerdings sind sie in Zubereitungen immer auch der Nährboden für Mikroorganismen. Beinwellpräparate können schnell verderben. Wenn diese also muffig oder säuerlich riechen, sich Schlieren zeigen oder Beläge bilden, bleibt einzig und allein die Entsorgung. Zudem enthält der Beinwell ähnlich wie der Huflattich (siehe Seite 24–27) auch Stoffe, die direkt der Gesundheit schaden können: Pyrrolizidinalkaloide.

Äußerlich sollte man Beinwellzubereitungen nur auf intakter Haut und nicht länger als vier bis sechs Wochen pro Jahr anwenden.

Ah!

Aufgrund seiner Pyrrolizidinalkaloide, die nachweislich die Leber schädigen und Krebs hervorrufen können, verzichtet man heute komplett auf die innerliche Einnahme von Beinwell. Auch in der Wildpflanzenküche kommt er trotz seines guten Geschmacks nur noch selten auf den Tisch.

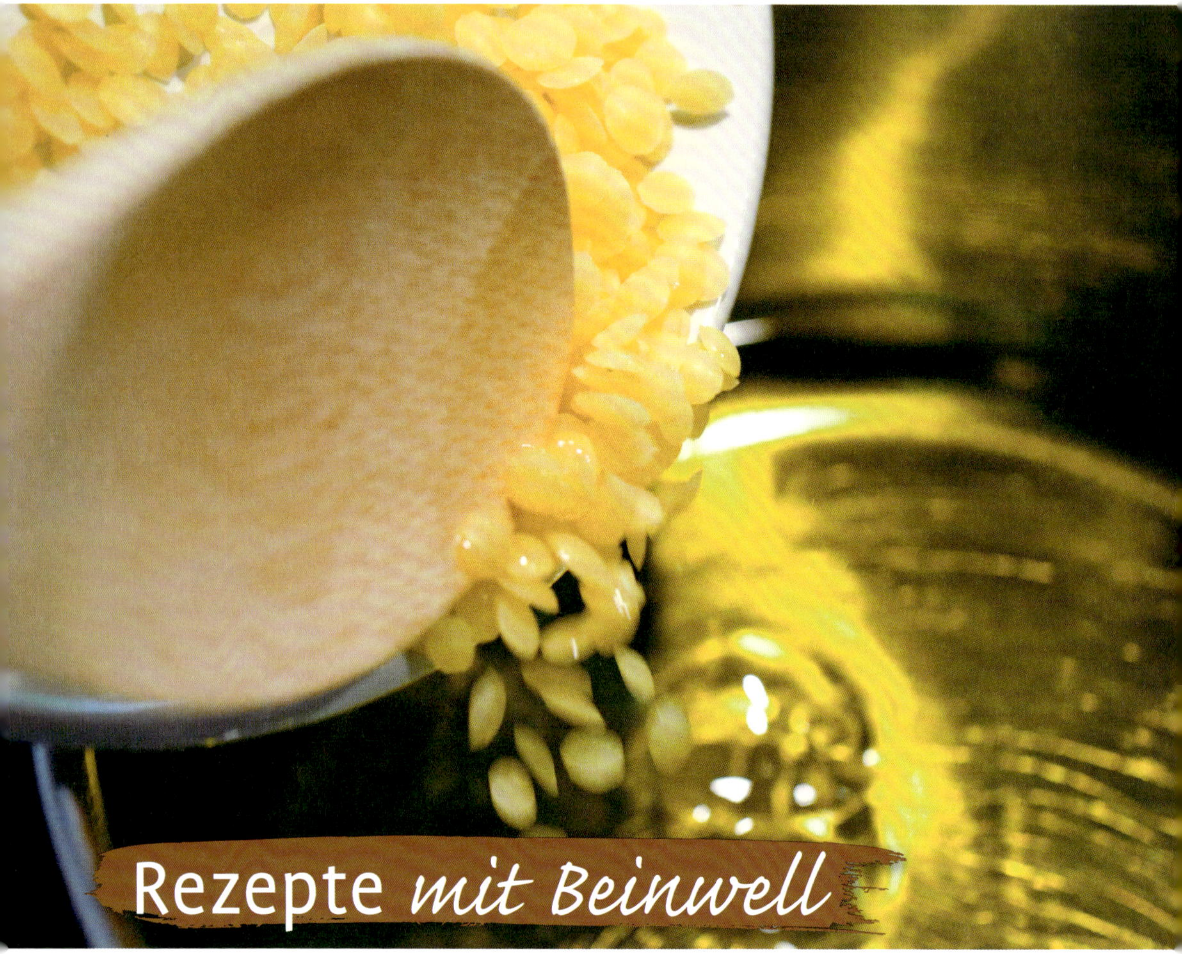

Rezepte *mit Beinwell*

*Beinwell*Salbe

Bei Prellungen, Zerrungen, Verstauchungen, Muskelkater, Rückenschmerzen, Arthritis, entzündlichem Rheuma, aber auch bei Hautproblemen wie Furunkeln oder Nagelbettentzündungen.

- 1 Handvoll frische Beinwellwurzeln
- 250 ml natives, kalt gepresstes Pflanzenöl (z. B. Sonnenblumen- oder Olivenöl)
- 20 g Bienenwachs in kleinen Pellets
- 1 EL Beinwelltinktur

Wurzeln gut zerkleinern und mit dem Öl in einem Topf erwärmen. Unter Rühren auf rund 50 °C (Thermometer!) erwärmen und rund 30 Minuten bei dieser Temperatur halten.

Durch ein feines Sieb oder einen Nylonstrumpf abfiltern. Mit dem Bienenwachs mischen und erneut auf 62–64 °C erhitzen, bis das Wachs schmilzt.

Tinktur tropfenweise unterrühren. In Salbentiegel füllen. Nach dem Erkalten verschließen und im Kühlschrank aufbewahren. Haltbarkeit maximal 1 Jahr.

*Beinwell*Tinktur

Mit einer Tinktur lassen sich nicht nur rasch Umschläge, sondern bei Bedarf auch Salbe oder Lotion zubereiten. Hilft bei blauen Flecken und stumpfen Verletzungen, wird unterstützend bei Sehnenscheiden- und Schleimbeutelentzündungen angeraten.

Gut gesäuberte, von schadhaften Stellen befreite und in kleine Stücke geschnittene frische Beinwellwurzel locker in ein Schraubglas geben, bis dieses zu einem Drittel gefüllt ist. Bei getrockneter Beinwellwurzel nur bis zu einem Viertel einschichten. Mit Alkohol auffüllen, dafür einen hochprozentigen Weingeist (70 Vol.-%) verwenden. An einem dunklen, zimmerwarmen Ort stellen und täglich mindestens 1-mal schütteln. Nach 2 Wochen, wenn die Flüssigkeit sich dunkel verfärbt hat und dickflüssig geworden ist, durch ein Sieb oder einen alten Nylonstrumpf abfiltern. In einer Glasflasche dunkel und kühl aufbewahren, Haltbarkeit 1 Jahr.
2–3 EL der Tinktur mit 250 ml Wasser mischen, ein Tuch darin tränken, auswringen und auf die entsprechende Stelle auflegen. Mit einem zweiten Tuch abdecken. Rund 30–60 Minuten aufliegen lassen, dabei ruhen.

*Beinwell*Auflage

Ein dicker Brei aus gemahlener Beinwellwurzel, am besten angerührt mit frisch gebrühtem Beinwelltee, ist eine wahre Wohltat, wenn man sich den Knöchel verstaucht oder einen Muskel gezerrt hat. Sie entfaltet eine angenehm kühlende Wirkung, lindert den akuten Schmerz und hilft schnell bei der Heilung.

- 1 Handvoll fein gemahlene, getrocknete Beinwellwurzel
- Wasser

Beinwellwurzelpulver mit gerade so viel Wasser vermischen, bis eine streichfähige Paste entsteht. Diese dick auftragen und mit einem Tuch abdecken. 30–60 Minuten einwirken lassen.

Mein persönliches Highlight

Schnelle Hilfe, wenn man sich den Knöchel verstaucht, das Knie verrenkt oder den Ellenbogen gestoßen hat: Beinwellblatt mit einem Nudelholz kräftig walken, in ein dünnes Mulltuch packen. Diese Packung auflegen.

Eiche

Knorrig, eigenwillig, ehrwürdig – Eichen gelten als die deutschen Bäume. Sie werden uralt, vielerorts kennt man tausendjährige Exemplare. Dieses gesegnete Alter erreichen sie dank besonderer Inhaltsstoffe, der Gerbstoffe. Denn die sind nicht nur fürs Ledergerben gut.

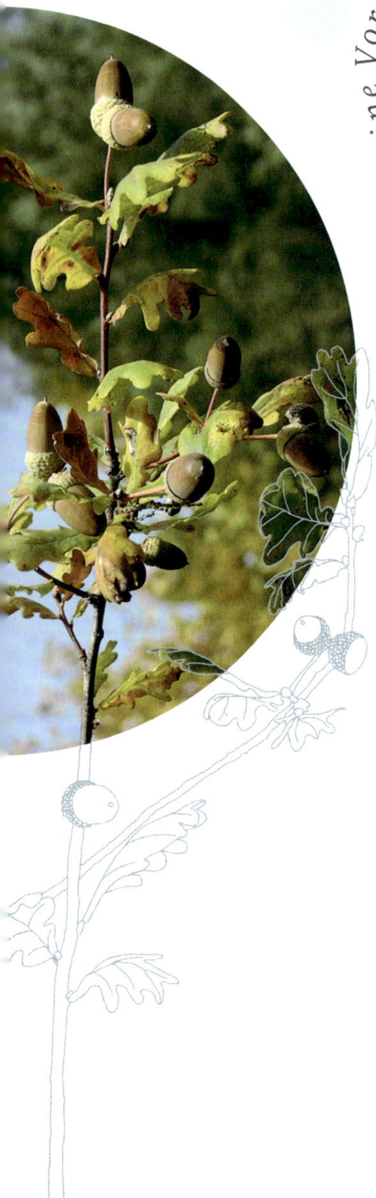

Kleine Vorstellungsrunde

So heißen sie botanisch → *Quercus robur* (Stiel- oder Sommereiche), *Quercus petraea* (Trauben- oder Wintereiche)

So sehen sie aus → bis 50 m hohe Bäume mit knorrigem Wuchs; Stamm mit tief rissiger, graubrauner Borke; typisch geformte, buchtig gelappte Blätter, braune Herbstfärbung, bleiben bis tief in den Winter an den Zweigen; männliche Blüten in lockeren, hängenden Kätzchen, weibliche Blüten klein, unscheinbar, rotbraun; Blütezeit April bis Mai; Eichelfrüchte in Fruchtbechern, bei der Stieleiche gestielt, bei der Traubeneiche in Trauben gehäuft

Hier wachsen sie → in Wäldern, Parks und Feldfluren

So wirken sie → zusammenziehend, juckreizstillend, keimreduzierend, entzündungshemmend

Ernten: was, wann, wie?

Eichenrinde im späten Herbst oder zeitig im Frühling von jüngeren Zweigen, die nur etwa bleistift- bis daumendick sind und noch keine tiefrissige Borke aufweisen. Die Rinde lässt sich mit dem Messer abschaben und mit einer Schere zerkleinern. An einem schattigen, warmen Ort trocknen. Eicheln sammelt man, sobald sie reif von den Ästen fallen, man kann sie aber selbst noch im Frühjahr auflesen, wenn sie schon in Keimung begriffen sind.

Stark wie eine Eiche

Eichen sollst du weichen, rät ein alter Spruch. Aber das gilt nur bei Gewittern! Suchen sollte Eichen, wer eine allzu empfindsame Haut hat. Wer auf die Eiche als Heilbaum vertraut, der profitiert von ihrer „Dickhäutigkeit“.

Schutzbaum und schützende Rinde

Früher glaubte man, dass Krankheiten sich bannen ließen, wenn man einen Eichenstamm ehrfürchtig umschreitet. Heute vertraut man lieber auf die starken Gerbstoffe. Die stecken vor allem in der Rinde und verleihen dieser den fast stechend säuerlichen Geruch. Zwei verschiedene Eichen, die Stiel- und die Traubeneiche, beide bei uns weit verbreitet, spenden diese besonderen Substanzen:

- Gerbstoffe wirken adstringierend, also zusammenziehend. Durch Reaktion mit Eiweißen verfestigen sie zudem Gewebeschichten.
- Eichenrinde „gerbt" Haut und Schleimhäute, außen wie innen. Bakterien und Viren können nicht mehr ins Gewebe eindringen, Entzündungen werden gehemmt.
- Gerbstoffe wirken blutstillend, weil sie kleine Blutgefäße in der Haut verengen.
- Sie wirken reizmildernd auf Nerven in der Haut. Jucken und Schmerzen werden abgeschwächt.

Bei innerlicher Einnahme von Eichenrinde kann es zu Reizungen im Magen-Darm-Trakt kommen. Während Schwangerschaft oder Stillzeit nur nach Absprache mit dem Arzt innerlich anwenden!

Zum Einsatz, Eiche

Leichte Entzündungen im Mund- und Rachenraum sowie im Genital- und Analbereich werden mit einem Eichenrindentee ebenso behandelt wie nässende Ekzeme, Juckreiz bei Neurodermitis oder Hämorrhoiden, Fußschweiß oder Wunden, die sich zu infizieren drohen. Innerlich nimmt man Eichenrindentee bei akuten Durchfällen mit unbestimmter Ursache. Die Eicheln liefern nicht nur altmodischen Kaffee-Ersatz, volksheilkundlich kommen sie bei Magen-Darm-Beschwerden, Gicht und Verdauungsbeschwerden zum Einsatz.

Ah!

Eichenrindenpräparate sollte man nicht zusammen mit anderen Medikamenten einnehmen. Die enthaltenen Gerbstoffe können die Aufnahme der Wirkstoffe verhindern. Bei großflächigen nässenden Hautentzündungen und offenen Wunden kommt eine Behandlung ebenfalls nicht in Frage.

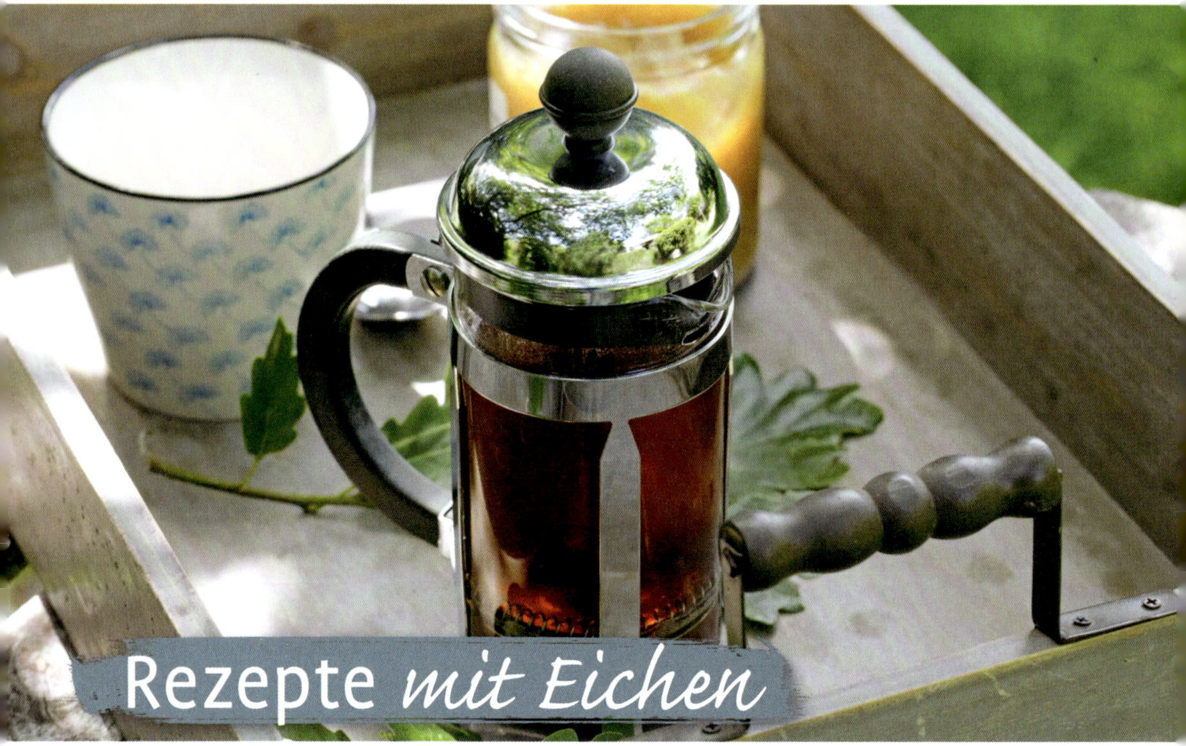

Rezepte mit Eichen

EichelKaffee

Eichelkaffee ist mehr als nur Ersatz für Bohnenkaffee in Notzeiten. Seit alters her wurde er bei Magen-Darm-Problemen verordnet und rachitischen Kindern und ausgezehrten Menschen nach langer Krankheit zum Aufpäppeln verabreicht. Dem schwarzen Gebräu sagt man nach, dass es den Blutzucker senke.

Frische Eicheln mit heißem Wasser überbrühen, abseihen. Wiederholen, bis das Wasser klar bleibt. Eicheln schälen. Die „Bohnen“ grob hacken und im Backofen bei 100 °C 20–30 Minuten trocknen, dann bei 200 °C dunkelbraun rösten. Eicheln abkühlen lassen und mahlen. Pro Tasse 1 gehäuften TL Eichelkaffeemehl mit 200 ml Wasser überbrühen und 5–10 Minuten ziehen lassen. Kaffee vom Satz abgießen.

EichenrindenBad

Zur Linderung bei Hämorrhoiden, Analekzemen, Analjucken oder Analfissuren sowie Entzündungen im Genitalbereich ist ein Sitzbad in Eichenrindensud ratsam. Die Behandlung wird unterstützend eingesetzt, für eine Heilung muss man den Ursachen tiefer auf den Grund gehen, also etwa die Hämorrhoiden entfernen.

- 25 g Eichenrinde
- 5 g Kamillenblüten
- 5 l Wasser

Eichenrinde und Kamillenblüten mit dem Wasser aufkochen, 20 Minuten leise köcheln. Abseihen und den Sud auf 35–38 °C abkühlen lassen. In eine Sitzbadewanne geben. Alternativ eine große Schüssel verwenden, die man in die Toilette oder

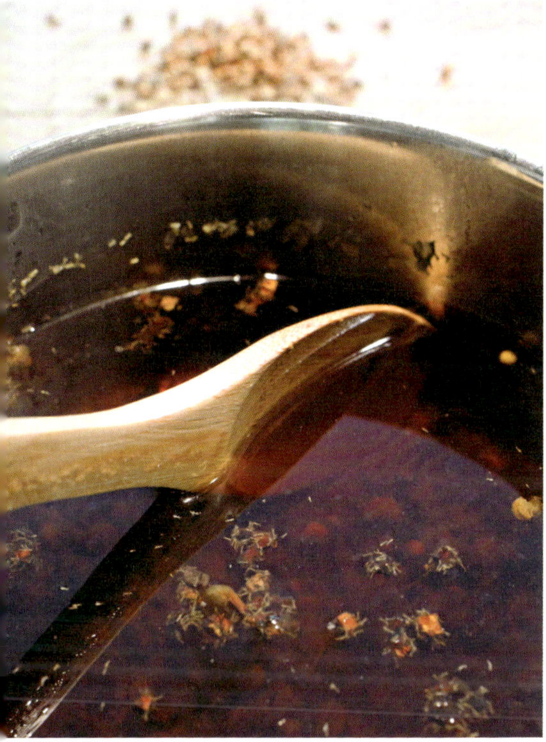

in ein Bidet stellt. Im Fachhandel gibt es spezielle Sitzbad-Einsätze für die Toilette. Oder eine große Kunststofftüte über den Toilettenring stülpen, verknoten und zurückklappen, Badewasser langsam auf die Folie gießen. Nach dem Bad die Folie durchstoßen, das Wasser läuft dann ab und die Tüte kann entsorgt werden.
Höchstens 2-mal pro Tag baden, maximale Badedauer jeweils 3–5 Minuten. Nach dem Bad die Haut vorsichtig abtupfen und dünn mit einer pflegenden Creme behandeln.
Nicht länger als 2–3 Wochen ohne ärztliche Zustimmung anwenden, Eichenrinde wirkt stark austrocknend.

EichenrindenTee

Ein Heißaufguss mit Eichenrinde ist wahrhaft eine bittere Medizin, aber auch eine sehr wirksame. Im Mund breitet sich sofort ein trockenes Gefühl aus, Schleimhäute und Zahnoberflächen werden stumpf. Das muss man in Kauf nehmen.

- 1 gehäufter TL Eichenrinde
- 200 ml Wasser

Eichenrinde gut zerkleinern, mit kochendem Wasser überbrühen, zugedeckt 10 Minuten ziehen lassen, abseihen.
Bei Zahnfleisch-, Mund- und Rachenschleimhautentzündungen mit lauwarmem Tee gurgeln. Bei feuchten Ekzemen auf der Haut ein Mulltuch mit dem warmen Tee tränken, auswringen und als Umschlag auflegen. Bei übermäßiger Schweißbildung, etwa an den Füßen, mit dem lauwarmen Tee waschen. Bei Magenverstimmungen oder Durchfall den Tee in kleinen Schlucken trinken, maximal 2 Tassen pro Tag. Nicht länger als 3–4 Tage anwenden.

Mein persönliches Highlight

Eichelkaffee hat ein zart buttriges, karamellartiges Aroma. Er schmeckt pur, aber noch viel besser zu gleichen Teilen mit Kakao oder heißer, aufgeschäumter Milch und etwas Honig vermischt.

Pappel

Noch herrscht der Winter, aber der **Frühling scheint nahe**. Die letzten Winterstürme **brechen Äste** von den hohen Pappelkronen, schon schwellen deren Knospen. Einen Dank an die Unbilden der Natur, mit ihrer Hilfe lassen sich die **Knospen** bequem ernten.

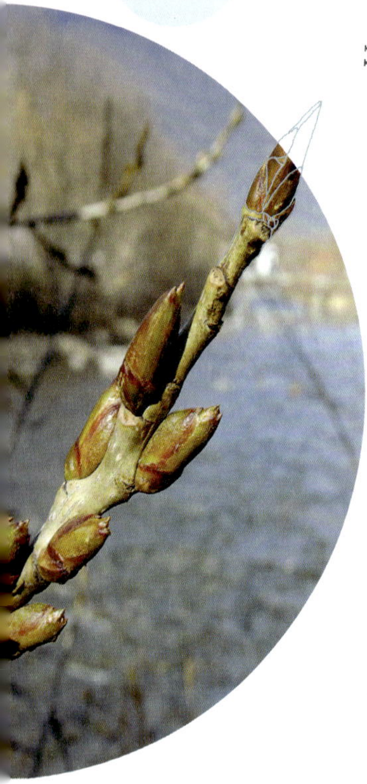

Kleine Vorstellungsrunde

So heißt sie botanisch → *Populus nigra*

So sieht sie aus → bis 30 m hoher Baum mit knorrigem Wuchs; schwarzgraue bis graubraune, grobe Borke mit Längsrissen und derben Querwülsten, oft x-förmige Strukturen; rundlich-dreieckige bis rhombenförmige Blätter, am Rand fein gezähnt; männliche und weibliche Blüten getrennt an verschiedenen Bäumen, Blüten in hängenden, walzenförmigen Kätzchen; Blütezeit März bis April

Hier wächst sie → sonnige Stellen auf nährstoffreichen, sandig-kiesigen, feuchten, teils auch überschwemmten Böden entlang von Gewässern, im Auwald

Nicht verwechseln mit → Zitterpappel oder Espe (*Populus tremula*) mit unregelmäßig gezähnten Blättern, die bei jedem Lufthauch zittern; Silber- oder Weißpappel (*Populus alba*) mit hellgrauer Rinde und unterseits weißfilzig behaarten Blättern; beide sind jedoch ebenso nutzbar

So wirkt sie → wundheilungsfördernd, entzündungshemmend, schmerzlindernd

Ah!

Heilkundlich wird vor allem die Schwarzpappel genutzt. Die mächtigen, Flussufer begleitenden Bäume sind allerdings sehr selten geworden und stehen als „gefährdet" auf der Roten Liste. Statt der Wildformen findet man mehr und mehr Hybridbäume, italienische Pyramidenpappeln oder Kreuzungen aus der heimischen mit der kanadischen Schwarzpappel. Knospen, Rinde und Blätter kann man aber von allen Pappelarten verwenden.

Ernten: was, wann, wie?

Pappelknospen bricht man im Winter bis ins zeitige Frühjahr von den Ästen, solange sie noch völlig geschlossen sind. Sie sind stark entwässert und müssen nur kurz nachgetrocknet werden. Bitte nur von abgebrochenen oder geschnittenen Ästen nehmen. Die Rinde schält man von jungen Zweigen ähnlich wie Weidenrinde (siehe Seite 48–51). Blätter werden im Frühsommer, wenn sie voll entwickelt, aber noch nicht ledrig hart geworden sind, zum Trocknen geerntet.

Mit allem Pipapo

Täglich hält man etwas von Pappeln in Händen: Aus Pappelholz fertigt man Streichhölzer, Zahnstocher und Schaschlikspieße, in Pappelspan wird Camembert gelagert, in Pappelkisten Obst und Gemüse transportiert, in Pappelholzwolle verpackt man zerbrechliche Ware, Pappelsperrholz kommt in E-Gitarren und Trommeln zum Klingen, Pappelhackschnitzel liefern Energie. In der Pflanzenheilkunde dagegen geraten Pappeln immer mehr ins Abseits. Zu Unrecht, denn Pappeln helfen vielseitig:

Von den Knospen der Pappeln sammeln die Bienen das klebrige Harz, um damit ihre Stöcke winterfest zu machen. Es entsteht das stark antibiotisch wirkende Bienenprodukt Propolis.

- In Pappelknospen stecken neben reichlich Salicin (siehe Weide, Seite 48–51) Flavonoide, ätherische Öle, Gerbstoffe und Harze.
- Pappelrinde enthält ebenfalls Salicin, das nach Umbau im Körper anhaltend schmerzlindernd wirkt.
- Pappelblätter tragen gleichermaßen Salicin in sich, wenn auch wesentlich weniger als in Knospen und Rinde.

Von Rheuma bis Hämorrhoiden

Das Einsatzgebiet von Pappeln ist äußerst breit gefächert. Eine Tinktur der Knospen entspricht weitgehend dem alkoholischen Auszug des stark antibiotisch wirkenden Bienenprodukts Propolis. Man nimmt die Zubereitung hauptsächlich gegen Hautabschürfungen. Zu Salbe verarbeitet wird aus den Knospen ein bewährtes Hausrezept gegen Hämorrhoiden. Wenn Gliedmaßen schmerzen, wenn Rheuma oder Gicht Beschwerden machen, aber ebenso bei Prostataleiden und bei Reizblase verschafft ein Tee aus Pappelrinde und -blättern langfristig Linderung.

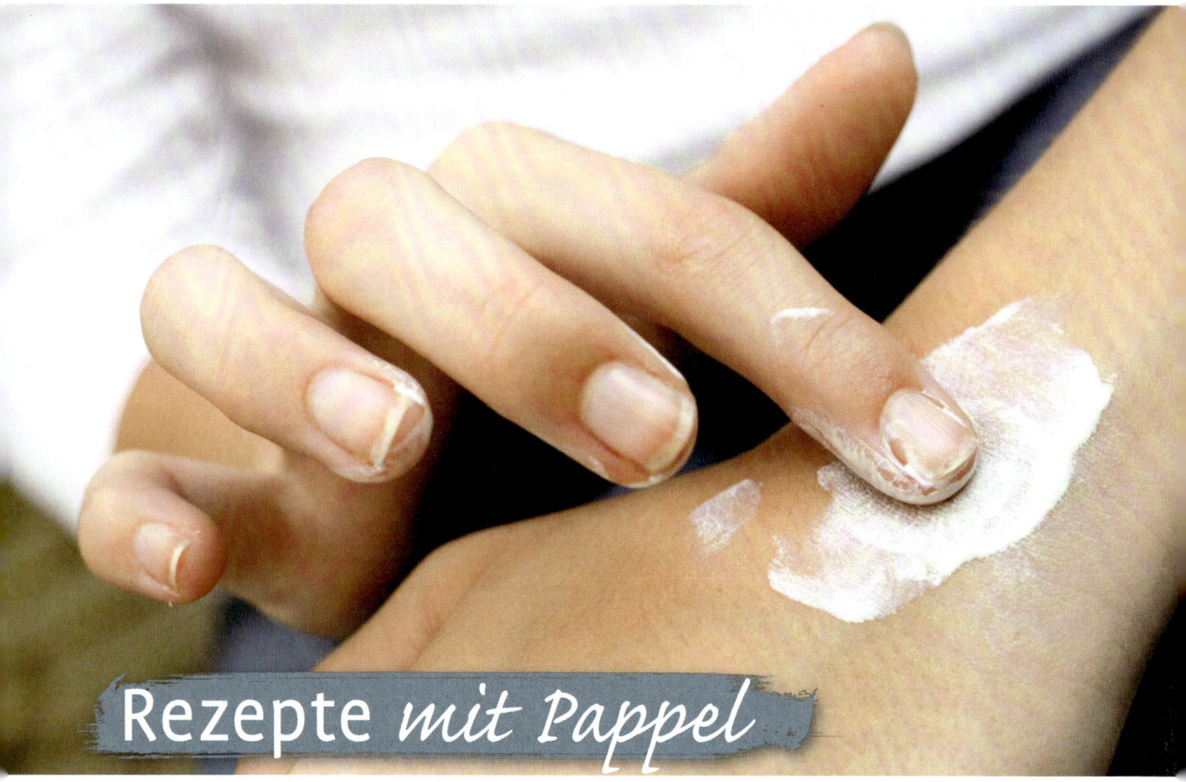

Rezepte *mit Pappel*

*Pappelknospen*Umschläge

Lange einwirkende feuchte Kälte kann Finger, Zehen, Nase und Ohren in Mitleidenschaft ziehen. Die Durchblutung wird gestört, es entstehen Frostbeulen, juckende und schmerzende Schwellungen unter der Haut. Die sogenannte Weißfingerkrankheit (Raynaud-Syndrom) wird ebenfalls durch Kälte hervorgerufen und beruht auf Gefäßverengung. Pappelknospensud hilft, die Beschwerden rasch zu lindern.

- 1 EL Pappelknospen, frisch oder getrocknet
- 300 ml Wasser

Pappelknospen ins Wasser geben, langsam aufkochen, dann abseihen. Mit dem Sud Tücher tränken und Umschläge machen.

*Pappel*Tee

Naturheilkundler empfehlen, für einen schmerzlindernden Tee Rinde und Blätter der Pappel zu mischen. Der Tee hilft bei Rheuma und gegen chronische Schmerzen.

- 1 TL getrocknete oder 1 EL frische Pappelrinde und -blätter
- 200 ml Wasser

Rinde und Blätter zerkleinern, mit kochendem Wasser überbrühen, zugedeckt 10 Minuten ziehen lassen.
Abseihen und nach Bedarf 1- bis 3-mal täglich 1 Tasse trinken.
Wirkt erst nach einigen Stunden, weil die Wirkstoffe im Körper erst umgewandelt werden müssen.

*Pappel*Salbe

Zuerst wird ein Ölauszug bereitet, dann das Öl mit Bienenwachs verfestigt. So entsteht eine heilkräftige Pappelknospensalbe, das Hausmittel gegen Hämorrhoiden schlechthin. Mit der Salbe lassen sich auch schmerzende Gelenke oder wunde Hautstellen behandeln.

- 1 Handvoll Pappelknospen, frisch oder getrocknet
- 300 ml natives Pflanzenöl
- 25 g Bienenwachs

Pappelknospen im Mörser oder mit einer Messerklinge anquetschen, in einem Gefäß mit Öl übergießen, verschlossen an einem dunklen, zimmerwarmen Ort aufstellen, täglich schütteln. Nach 2 Wochen abfiltern. Im Wasserbad auf 62–64 °C erwärmen, Bienenwachs zugeben und schmelzen. In Salbentiegel abfüllen. Kühl und dunkel lagern, Haltbarkeit 1 Jahr. Die Salbe wird kräftiger, wenn man zum Schluss noch 1–2 EL Pappelknospentinktur untermischt.

*Pappel*Tee *für Blase und Prostata*

Es spricht einiges dafür, dass Pappelrinde und -blätter nicht nur bei schmerzenden Gliedern helfen, sondern auch bei Reizblase und Prostatabeschwerden Linderung verschaffen.

- 1 Teil getrocknete Pappelrinde
- 1 Teil getrocknetes Weidenröschenkraut
- 1 Teil getrocknete Brennnesselwurzel

Zutaten mischen. 1–2 TL davon gut zerkleinern, mit 200 ml kochendem Wasser überbrühen, zugedeckt 10 Minuten ziehen lassen. Abseihen und nach Bedarf 1- bis 3-mal täglich 1 Tasse trinken.

*Pappelknospen*Tinktur

Die Tinktur aus balsamisch duftenden und würzig bitter schmeckenden Pappelknospen hilft bei Entzündungen im Hals-Rachen-Raum, bei oberflächlichen Hautverletzungen wie auch zur Prophylaxe gegen grippale Infekte.

- 1 Handvoll Pappelknospen, frisch oder getrocknet
- 300 ml Alkohol (70 Vol.-%)

Pappelknospen in ein Schraubglas geben, mit Alkohol übergießen, verschließen. An einem dunklen, zimmerwarmen Ort 1 Woche ausziehen lassen, dabei täglich 1-mal schütteln. Abfiltern und in Tinkturflasche umfüllen. Kühl und dunkel 1 Jahr haltbar.
Bei Bedarf 20 Tropfen auf 1 Glas Wasser geben und damit gurgeln, ein Tuch damit tränken und als Umschlag auflegen. Getrunken wird die verdünnte Tinktur bei Bronchitis und bei Blasenbeschwerden.

Mein persönliches Highlight

Pappelsalbe ganz fix: Parfümfreie Basiscreme (z. B. naturkosmetische Babycreme) im Wasserbad mild erwärmen, Pappelknospentinktur tropfenweise untermischen – je 50 g Creme etwa 30 Tropfen.

Service

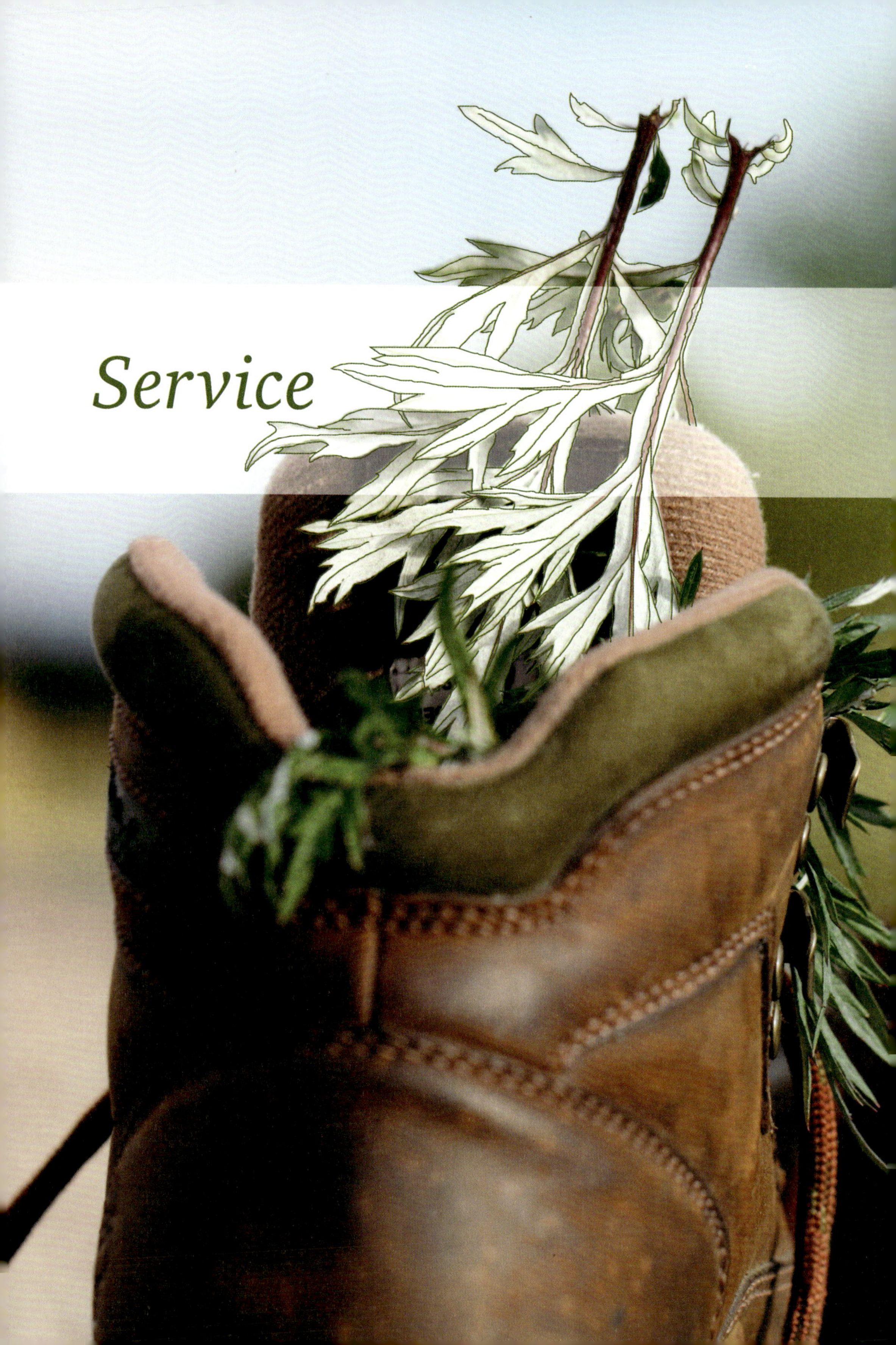

Rezepte und Beschwerden schnell finden

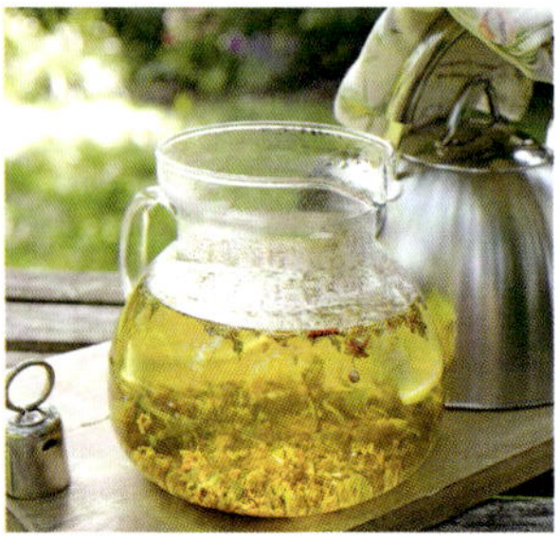

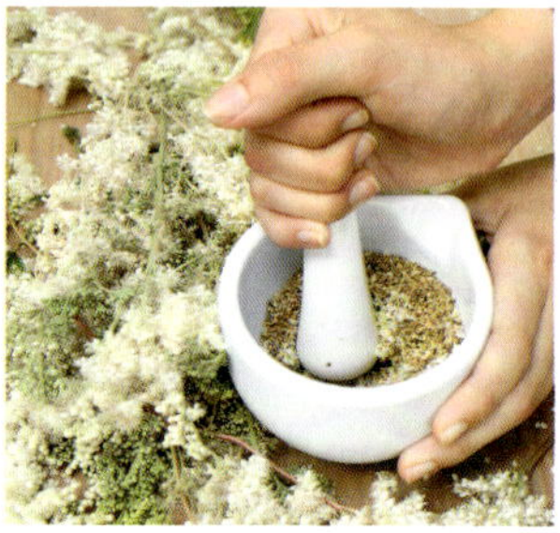

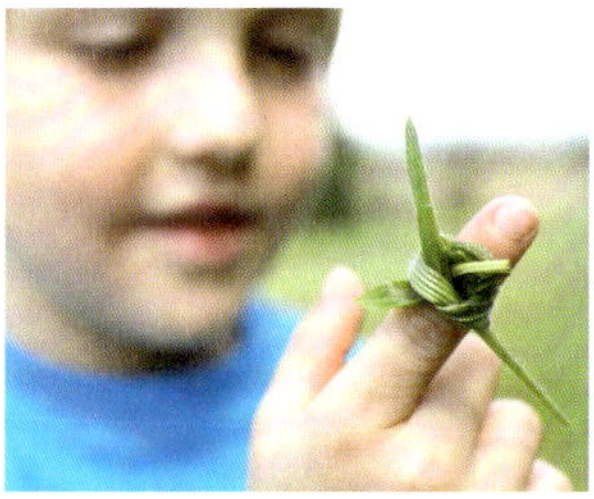

Linktipps

www.awl.ch
Umfangreiche Datenbank über Heilpflanzen mit sehr fundierten Inhalten und phantastischen Fotografien.

https://ptaforum.pharmazeutische-zeitung.de
Beiträge über Heilpflanzen von Fachleuten für PTAs in der Apotheke geschrieben.

www.klostermedizin.de
Informationen zu Heilpflanzen in der Klostermedizin, basierend auf den Arbeiten der Forschergruppe Klostermedizin der Universität Würzburg, die das historische Wissen über Heilpflanzen erforscht, bewahrt und für heute nutzbar macht.

www.blumeninschwaben.de
Bestimmungsschlüssel mittels Fotos von über 4000 Pflanzenarten in Deutschland. Mit den sehr detailgenauen Bildern sehr gut zum Nachprüfen geeignet.

Zum Weiterlesen

Rudi Beiser: **Kraft und Magie der Heilpflanzen**. Ulmer 2019.

Rudi Beiser: **Heilpflanzen finden!** Ulmer 2012.

Bernadette Bächle-Helde/Ursel Bühring: **Heilsame Wickel und Auflagen aus Heilpflanzen, Quark & Co**. Ulmer 2019.

Siegfried Bäumler: **Heilpflanzenpraxis heute**. Urban & Fischer Verlag/Elsevier 2018.
Wer mehr über Heilpflanzen wissen möchte, kommt an diesem Buch kaum vorbei. Auch für Laien verständlich, nachdem man sich ein wenig ins Thema eingearbeitet hat.

Ursel Bühring: **Alles über Heilpflanzen. Erkennen, anwenden und gesund bleiben**. Ulmer 2018.
Die bekannte Phytotherapeutin stellt die wichtigsten Heilpflanzen samt Rezepturen verständlich vor.

Ursel Bühring: **Heilpflanzen-Kuren**. Ulmer 2016.

Coco Burckhardt: **Alles aus Wildpflanzen**. Ulmer 2015.

Steffen Guido Fleischhauer, Jürgen Guthmann, Roland Spiegelberger: Enzyklopädie essbare Wildpflanzen: **2000 Pflanzen Mitteleuropas. Bestimmung, Sammeltipps, Inhaltsstoffe, Heilwirkung, Verwendung in der Küche**. AT Verlag 2013.
Eine breitere Palette heimischer Pflanzen findet man in keinem anderen Werk. Hier gibt es nicht nur Auskunft über Essbares, sondern auch über Aussehen, Inhaltsstoffe und Verwendung.

Mannfried Pahlow: **Das große Buch der Heilpflanzen: Gesund durch die Heilkräfte der Natur**. Nikol 2013.
Ein Standardwerk: Wissenswertes über 400 einheimische und fremdländische Heilpflanzen.

Christine Schneider: **Wildkräuter finden!** Ulmer 2017.

Bildquellen

Alle Fotos bis auf die folgenden stammen von Heike Schmidt-Röger. Karin Greiner: Seite 2, 3, 12, 16, 20, 21, 24, 25, 28, 32, 39, 44, 48, 52, 55, 56, 60, 61, 64, 68, 72, 74, 76, 80, 82, 84, 88, 92, 96, 100, 104, 108, 116, 117, 120, 124, 127, 128, 129, 132, 136, Autorenporträt hintere Klappe.
Titelfoto: Anna-Lena Holm

Impressum

Bibliografische Information der Deutschen Nationalbibliothek
Die Deutsche Nationalbibliothek verzeichnet diese Publikation in der Deutschen Nationalbibliografie; detaillierte bibliografische Daten sind im Internet über http://dnb.d-nb.de abrufbar.

ISBN 978-3-8186-0965-8

Wollgrasweg 41,
70599 Stuttgart (Hohenheim)
E-Mail: info@ulmer.de
Internet: www.ulmer.de
Lektorat: Ulf Müller, Antje Munk, Helen Haas
Umschlagsentwurf: Atelier Reichert, Stuttgart
Satz: r&p digitale medien, Echterdingen
Reproduktion: timeRay Visualisierung, Jettingen
Druck und Bindung: Westermann Druck, Zwickau
Printed in Germany